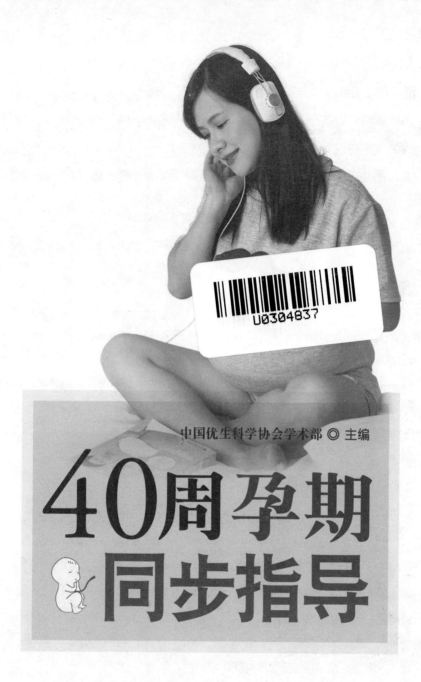

中国优生科学协会学术部 ◎ 主编

40周孕期同步指导

吉林科学技术出版社

图书在版编目（CIP）数据

40周孕期同步指导 / 中国优生科学协会学术部主编. —
长春：吉林科学技术出版社，2017.4
ISBN 978-7-5578-0934-8

Ⅰ．①4… Ⅱ．①中… Ⅲ．①妊娠期—妇幼保健—基
本知识 Ⅳ．① R715.3

中国版本图书馆 CIP 数据核字 (2016) 第 138625 号

40周孕期同步指导

40ZHOU YUNQI TONGBU ZHIDAO

主　　编　中国优生科学协会学术部
出 版 人　李　梁
责任编辑　孟　波　端金香　穆思蒙
封面设计　长春市一行平面设计有限公司
制　　版　长春市一行平面设计有限公司
开　　本　710mm×1000mm　1/16
字　　数　144千字
印　　张　9
印　　数　8 001-36 000 册
版　　次　2017年4月第1版
印　　次　2019年5月第2次印刷

出　　版　吉林科学技术出版社
发　　行　吉林科学技术出版社
地　　址　长春市人民大街4646号
邮　　编　130021
发行部电话/传真　0431-85635177　85651759　85651628
　　　　　　　　　　　　　　　85652585　85635176
储运部电话　0431-86059116
编辑部电话　0431-86037576
网　　址　www.jlstp.net
印　　刷　永清县晔盛亚胶印有限公司

书　　号　ISBN 978-7-5578-0934-8
定　　价　25.00元

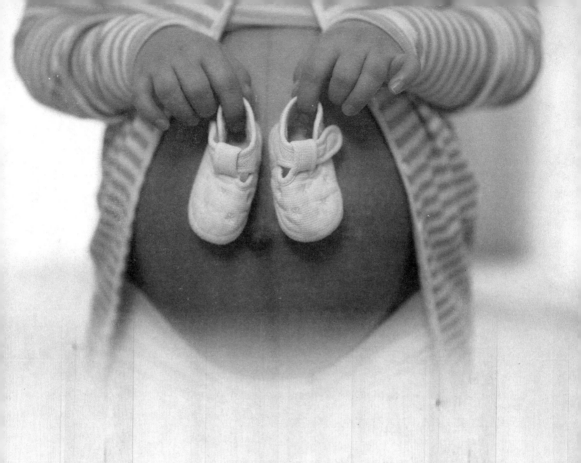

前 言

　　怀孕是一段历经40周的旅程。在旅途中你会发现身体、心理的很多变化。怀孕不仅仅孕育了一个宝宝，对于孕妈妈来说，也是一次个人成长的过程。女性怀孕后，往往会渴望了解很多问题，比如在怀孕的40周里身体会发生什么样的变化，胎儿在孕妈妈的肚子里长多大了，营养够不够，胎儿发育得好不好，需要做哪些检查，怎样给胎儿进行胎教……

　　全书内容可靠，文字通俗易懂，告诉孕妈妈什么情况是正常的，什么情况是病态的，全彩图解的设计让孕妈妈对怀孕期间每一周的身体变化和重要提示都一目了然。本书让准爸爸也积极参与进来，一起感受迎接新生命的美妙和奇特！这是一本让孕妈妈和胎儿一起成长的书。

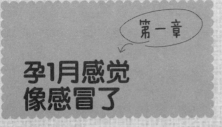

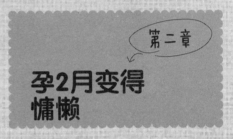

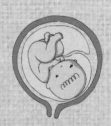

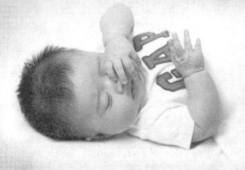

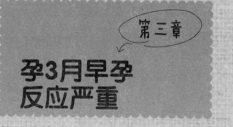

第三章

孕3月早孕
反应严重

第一节·孕妈妈和胎儿的变化 / 44

☆ **你身体可能出现的变化 / 44**

孕9周 / 44

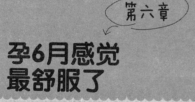

第六章

孕6月感觉最舒服了

第九章

孕9月
开始水肿了

第一节·孕妈妈和胎儿的变化 / 126

☆ **你身体可能出现的变化 / 126**

孕10月终于要看见宝宝了

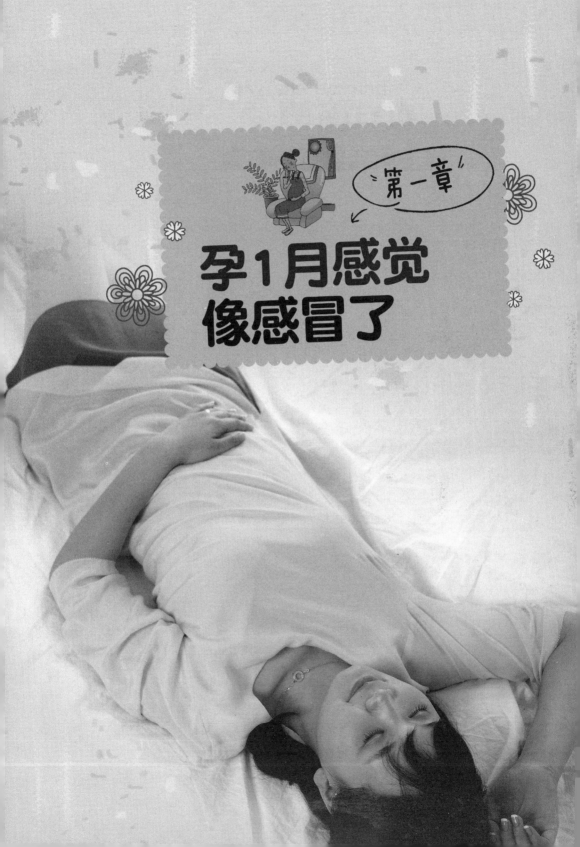

第一章

孕1月感觉
像感冒了

Benyue Zhaiyao

本月摘要

每 个 月 的 要 点 总 汇

01 远离不利环境

胎儿是十分脆弱的，尤其是刚刚怀孕的时候，这个时期是胎儿发育的重要时期，孕1月孕妈妈要特别注意远离不利于胚胎发育的环境。生活居室要保持清新爽洁。不要接触有毒物质，不要做X光等放射性检查。

02 尽早做好安排

应尽早安排好今后的工作和生活，不要盲目使用药物、盲目做检查。身体保持轻松闲适，不要做大强度运动和过度疲劳。

一旦确认怀孕，并计划好要孩子，就应该尽早向单位领导和同事讲明，以便安排好工作。

03 饮食也要注意

孕妈妈从得知怀孕的那一刻起，就应该认真检查自己的饮食习惯。一日三餐要确保营养均衡，以清淡、易消化为原则，避免高热量和高盐分食品的摄入，速食与冰凉饮料应尽量避免。对于食品不仅要考虑到营养搭配，更要确保安全，选择食材时最好选择应季的蔬菜、水果。有些食物多食可能会导致流产，在整个孕期都不要过多食用，如芦荟、螃蟹、甲鱼、薏米、马齿苋等。

04 注意进行第一次孕期检查

当不确定自己是否怀孕时，最好到正规医院检查以便获得最准确的结果，还可以了解有关怀孕的常识，在受精3周后就能利用尿液检查得知准确的结果。另外通过B超检查也能确认是否怀孕，如发现子宫体积变大，子宫内壁变厚，B超下见胎芽就能确认已经怀孕。在该月末进行验孕检查，准确率可达到90%以上。

此时期应该到保健医院去建卡，每位孕妈妈应选择一家固定的医疗单位。从早孕确诊、产前检查、分娩到产后随诊，尽量在一家医疗单位进行。怀孕确诊越早越好，这样使孕妈妈及家人都能及早注意一些问题。

05 孕妈妈一定要吃早餐

孕妈妈一定要吃早餐，而且要保证早餐质量。孕妈妈可以开始按照三餐两点心的方式进食，三次正餐做到定时定量。

06 四肢无力易疲倦怎么办

疲倦感的产生，主要由于体内黄体酮增高，而黄体酮恰恰有镇静的作用。另外，孕早期新陈代谢速度加快，这样就可能感到非常疲惫，有时甚至控制不住自己，想要马上睡觉。要少吃或不吃冰冷和不易消化的食物。适当减少运动量和工作量，怀孕初期应该充分休息。多补充电解质可减轻头晕及四肢无力的症状。

07 失眠怎么办

怀孕早期过于紧张是孕妈妈失眠的常见原因。孕妈妈可以在白天进行适当的锻炼，睡前散散步、听听音乐、喝杯牛奶等，学会调整睡眠，切记不可滥用镇静剂和其他药物，以免影响胎儿智力、身体发育。

每天晚上10点钟左右，用温热水浸泡双足，促进入睡，逐渐建立身体生物钟的正常节奏。

第一节

孕妈妈和胎儿的变化

❀

☆ 孕1月的胎儿

孕妈妈看起来没有什么变化，但子宫里面的"种子"却正在慢慢长大。受精卵着床后，在受孕的第3周开始进行细胞分裂，到第4周胚胎头部占身体长度的一半，下端长着尾巴，长有类似鳃和尾巴的构造，像一只小海马。

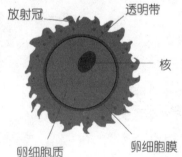

放射冠　　　透明带
核
卵细胞质　　　卵细胞膜

1～2周 尚未受精

在月经周期的第5～13天卵泡成熟，第13～20时是最佳受孕期。根据基础体温，你会发现你已经进入排卵期，现在你就要做好准备了。

3～4周 小种子"安家"了

这个时期胚胎已经在子宫内着床。完成着床需要4～5天，着床后的胚胎慢慢长大，受精卵不断地分裂，一部分形成大脑，另一部分则形成神经组织。

尾
体
颈
顶体
头
细胞膜

☆ 孕1月的孕妈妈

不能确认是否已经怀孕

现在还是一个难以完全意识到怀孕的时期。即使去做检查，也很难确认是否已经怀孕。不仅如此，怀孕1~2周这个时期完全是怀孕之前的状态。

身体变化

子宫壁变得柔软、增厚；形态无明显变化，大小同鸡蛋那么大。乳房稍微变硬，乳头颜色变深并且变得很敏感或有疼痛感。基础体温稍高，在36.9~37.2℃之间持续，而无其他异常反应。

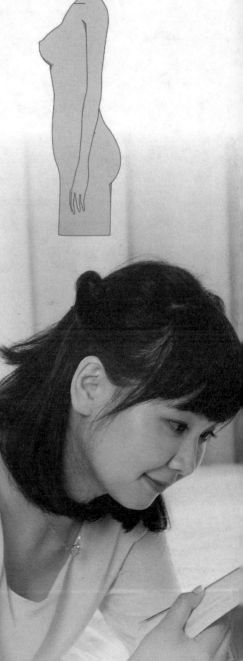

第二节

孕妈妈孕期知识课堂

☆ 早孕征兆

月经没来

月经周期有规律的健康育龄妇女，在没有采取有效的避孕措施的情况下，有过性生活，如果月经过期10日或10日以上，就很有可能是怀孕了。

着床出血

受精卵着床时会造成轻微出血，多数女性常常会误以为是月经来了。

盆腔和腹腔不适

下腹到盆腔都感到不舒服，但如果只是一侧剧痛，就必须在产检时请医生仔细检查。

疲倦

不再有足够的精力应付习以为常的活动。典型的表现就是下班后或在上班的时候最想做的事就是睡觉或特别想午睡。

恶心和呕吐

出现恶心、呕吐症状，可能会误以为是感冒，有的人在怀孕3周后就感到恶心，而绝大多数会在怀孕5~6周时才感到恶心，这种现象被称为"早孕反应"。

在一天的任何时间都可发生，有的是轻微作呕，有的是一整天都会干呕或呕吐。

情绪不稳

孕早期体内大量的孕激素使孕妈妈的情绪变化大，有时会情不自禁地流泪。

☆ 怀孕检测

早早孕试纸

早早孕试纸测验是最常见的验孕方法，主要是检测尿中绒毛膜促性腺激素（HCG）的含量，当HCG的含量达到一定的诊断标准时，早早孕试纸显示阳性结果，即可确定怀孕。

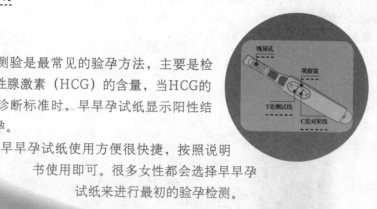

早早孕试纸使用方便很快捷，按照说明书使用即可。很多女性都会选择早早孕试纸来进行最初的验孕检测。

体温较之前可能有所升高

很多女性朋友在书籍中或者网络上都看到过关于怀孕期间体温会升高的说法，但是这到底是不是正确的呢？

下面我们就为大家解答一下。如果大家能够记得自己平常的体温，那么在怀孕后你可以注意查一下体温，基础体温可能会升高1℃左右，并且会保持这样的较高温度。虽然这并不一定是百分之百准确证明你怀孕的信号，但是它是一个能够给你提醒的信号。

早早孕试纸呈现弱阳性线怎么办

很多孕妈妈可能都会遇到这样的情况，在刚刚怀孕的阶段，用早早孕试纸测试，但是结果呈现弱阳性，那么问题就来了，孕妈妈肯定会产生疑问：我到底怀孕了吗？其实无论你在早早孕试纸上看到的那条线多么不清楚，只要确实有那条线，就可以说明你已经怀孕了，因为测试得到阳性结果的原因是你体内有足够的HCG。而会导致你体内出现HCG的唯一原因就是因为你怀孕了。

下面让我们来谈谈为什么线会这么不清楚。这可能是由于以下几个原因。例如试纸的敏感度不够、你体内的HCG水平还不高，因为HCG是随着孕周的增加而升高的。所以怀孕的时间越长，HCG水平就越高。如果你的那条线不清楚可以过几天再进行一次测试，或者直接去医院请医生检查。

去医院进行早孕检查

　　医院尿检的收费不高，是经济实惠的测定怀孕的方法。也可以抽取静脉血进行血HCG浓度的检查。如果想要在第一时间知道自己是否怀孕；或是多次尿检均为阴性，但高度怀疑已怀孕；或是医生怀疑有宫外孕的可能，可以进行此项检查，结果准确可靠。

B超检查

　　在怀孕7周以上，利用B超检查能确认胎囊状态，如果B超检查中发现子宫体积变大，同时子宫内壁变厚，就能确认怀孕了。B超检查能检测孕妈妈是正常怀孕还是宫外孕。所以即使早孕试纸显示已怀孕了，建议孕妈妈也要在怀孕8周时去医院接受B超检查。医学研究认为B超检查是安全的，因此，孕妈妈不必对孕期B超检查产生恐惧心理。一般情况下，孕妈妈在孕期一般至少会进行3次或更多次数的B超检查。

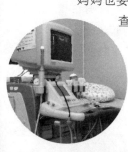

小贴士！

B超检查的意义

1.确定怀孕状态是否正常和推算预产期。
2.确定胚胎个数。
3.排除异位妊娠，如宫外孕。

小贴士！

怀孕多久能用早早孕试纸验孕

　　女性的排卵期一般在下次月经来潮前的14天左右，假设此时受精成功了，那么受精卵要产生绒毛膜促性腺激素最快需要六七天。所以，若受精成功，在性生活后的10多天（月经前一周）即可测试。一般在月经期过后7～10天检测比较准确，怀孕时间越久，试纸上的两条线就越明显。

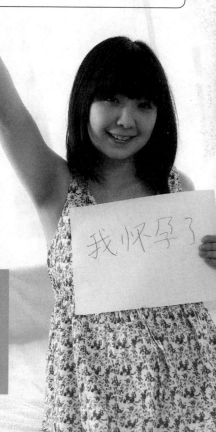

第三节

健康餐单

❀

☆ 我需要注意的营养需求

清淡饮食

孕妈妈的第一个月一般感觉比较轻松，没有什么特别的不适，但是这个时期对胎儿的发育来说非常重要，所以孕妈妈的营养摄入也不能放松。这个月孕妈妈营养食谱要富含蛋白质、维生素和矿物质，饮食以清淡可口的食物为佳。

吃对叶酸很重要

叶酸是在孕期必须补充的物质，但是并非吃得越多越好，每天补充的量和孕前是一样的，每天补充400～800微克叶酸就能满足胎儿的生长需求和自身需要。孕妈妈也要多吃新鲜的蔬菜、水果，在烹制食物时需要注意方法，避免过熟，尽可能减少叶酸流失。

确保全面合理的膳食

孕妈妈要注意培养良好的饮食习惯，不挑食、不偏食，确保全面、合理的营养，例如蛋白质、脂肪、碳水化合物、矿物质、维生素和水都应保证摄入量。并非吃得越多越好，吃一些有营养的食物，要比每餐吃特别多的食物好，做到合理膳食更加重要。

三餐之外，补充间食

孕妈妈现在肩负着两个人的营养，要在上午10点和下午3点左右吃点儿水果、坚果、酸奶之类的食物，补充营养。

早中晚三餐占全天总热能的90%，大部分营养素的摄入应该在三餐中安排进去，因此不要忽略了三餐的重要性。

小贴士！

去除农药，用盐水泡果蔬

孕妈妈如果食用被农药污染的水果和蔬菜后，极易导致基因正常控制过程发生转向，使胎儿生长迟缓，更有甚者，会导致先天性畸形，严重情况下会出现胎儿发育停止、流产、早产或者死胎。所以孕妈妈在食用果蔬之前一定要仔细清洗，用盐水洗过之后再用清水泡30分钟，最后再次清洗后食用。

☆ 我的美味怀孕餐单

熘肝尖

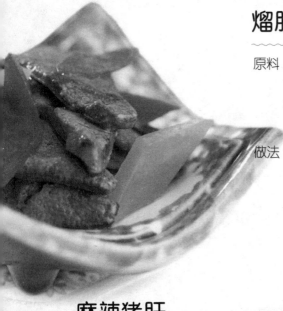

原料　鲜猪肝300克，胡萝卜片、黄瓜片少许，植物油1 000克(约耗75克)，绍酒、酱油各1大匙，白糖、醋各1/2小匙，精盐1/4小匙，花椒油1小匙，葱姜末、蒜片、淀粉各适量。

做法　1.猪肝切片，加精盐、绍酒、淀粉抓拌匀，下五成热的油中滑散滑透，倒入漏勺。

2.取小碗加入绍酒、酱油、白糖、水淀粉对成芡汁备用。

3.炒锅上火烧热，加少许底油，用葱、姜末、蒜片炝锅，烹醋，下入胡萝卜片、黄瓜片煸炒片刻，再下入猪肝片，泼入芡汁，翻熘均匀，淋花椒油，出锅装盘即可。

麻辣猪肝

原料　猪肝200克，炸花生米70克，植物油75克，花椒10粒，干辣椒1/2大匙，料酒2大匙，酱油、湿淀粉各20克，葱、姜、蒜、糖、精盐各1/2匙，汤适量，醋少许。

做法　1.猪肝、蒜、姜切成片，干辣椒切节，葱切段；将猪肝用精盐和料酒拌匀，用湿淀粉浆好后拌入油。

2.用料酒、湿淀粉、葱、姜、蒜、糖、酱油和汤兑成汁。

3. 炒勺烧热放油，油热后先下辣椒、花椒，炸至黑紫色，再下猪肝片，待猪肝熟透即迅速注汁入勺，汁开后稍翻炒，滴入醋，加入炸花生米即成。

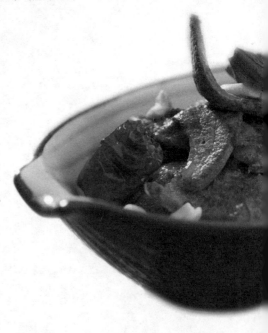

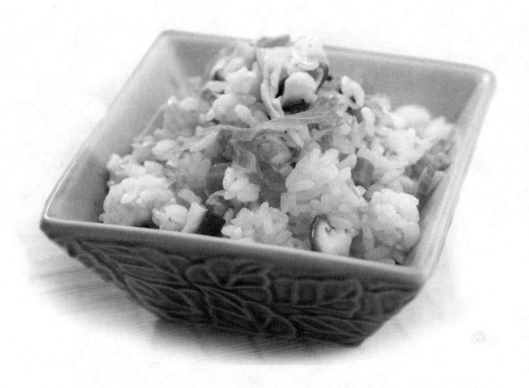

时蔬鸡蛋炒饭

原料 大米饭200克，香菇丁50克，胡萝卜、生菜丝各适量，鸡蛋1个，葱花15克，植物油1大匙，精盐1/2小匙。

做法 1.将鸡蛋磕入碗中，搅成蛋液；香菇丁和胡萝卜丁分别下入沸水中焯透，捞出沥干。

2.炒锅上火，加入植物油烧至六成热，先放入鸡蛋液炒至定浆。

3.再下入葱花炒香，然后加入香菇、胡萝卜、大米饭炒匀，再放入精盐、生菜丝炒至入味，即可装盘上桌。

蛋黄紫菜包饭

原料 米饭1碗，鸡蛋1个，黄瓜、胡萝卜各30克，烤好的海苔1片，植物油1匙。

做法 1.平底锅里放入油，烧热；把鸡蛋液倒入，均匀地摊成鸡蛋饼；把胡萝卜、黄瓜和鸡蛋饼切成丝备用。

2.拿出一片海苔，铺在寿司帘上，把米饭铺在海苔上。

3.在米饭上放上胡萝卜丝、黄瓜丝和鸡蛋丝。

4.将寿司帘卷起，来回卷几次捏紧；用刀切成小块，装盘即可。

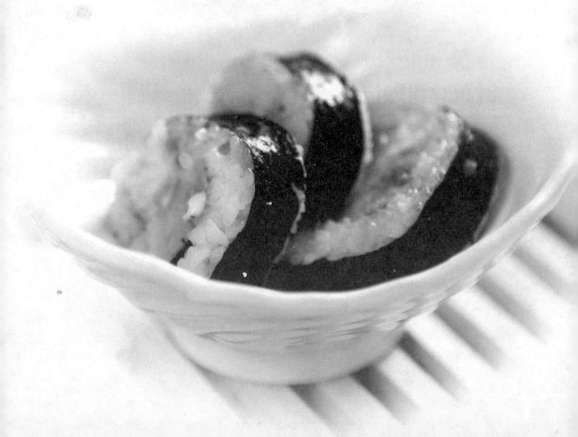

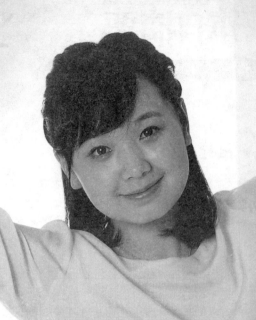

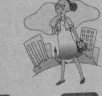

第二章

孕2月变得
慵懒

Benyue Zhaiyao
本月摘要

每 个 月 的 要 点 总 汇

01 出行安全

孕2月是胎盘不稳定期，很容易发生流产，孕妈妈一定要注意。出门时尽量避开交通高峰时段，使出行更便利。如果孕妈妈是有车一族，在这一阶段还是把准爸爸当"免费司机"吧！

02 避免冷水刺激

孕妈妈在洗衣、淘米、洗菜时不要将手直接浸入冷水中，寒冷刺激会增加诱发流产的危险。如果厨房没有厨宝，最好准备几副胶皮手套。

03 禁止性生活

孕12周以前，孕妈妈一定要避免性生活，特别是有习惯性流产史者，更应绝对禁止。这时期胚胎和胎盘正处在形成时期，胎盘尚未发育完善，是流产的高发期。如果此时受性活动的刺激，易引起子宫收缩，加上精液中含有的前列腺素，更容易对孕妈妈的产道形成刺激，使子宫发生强烈收缩。

04 避免观看刺激性节目

不要观看恐怖电影或者带有大量暴力场面的电视剧，孕妈妈心理及精神上的压力和刺激会影响到胎儿的发育。

孕2月是胎儿发育的关键时期，所以孕妈妈一定要避免过度的精神刺激。

05 继续补充叶酸

孕早期是胎儿脑细胞形成数目能否达到正常的关键期。胚胎所需的营养是直接从子宫内膜储存的养料中取得的，而子宫内膜所含营养的状况是在孕前就形成的，它的营养也自然影响着胚胎发育的质量，可以说孕妈妈早期的营养和补充是胎儿发育的关键。胎儿神经管发育的关键时期在孕早期17～30天。此时要摄入充足的叶酸，否则很有可能引起胎儿神经系统发育异常。

女性在服用叶酸后要经过4周的时间，体内叶酸缺乏的状态才能得以纠正。这样在怀孕早期胎儿神经管形成的敏感期中，足够的叶酸才能满足神经系统发育的需要，而且要在怀孕后的前3个月敏感期中坚持服用才能起到最好的预防效果。在孕前期就开始补充的叶酸，这时还要继续补充，才能保证胎儿的脑发育正常和顺利。

专家建议，孕妈妈在孕早期每天要服用0.4毫克叶酸，服用叶酸时要注意量不可过多，每天不应超过1毫克。需要注意的是，不同的人对叶酸的需求量也不同，因此，准备怀孕的你一定要向医生询问你需要服用多大剂量的叶酸片，或者你目前服用的叶酸补充剂是否适合你。

06 保持愉快情绪

这时的胎儿不仅有了人样，而且还开始产生了内在精神。要知道，这种内在精神对于胎儿是否能正常地生长发育非常关键，它与孕妈妈的情绪息息相关。因此，孕妈妈要注意保持愉快情绪，避免体内经历"坏天气"，只有心灵安定，胎儿才能健康发育。

07 孕早期可多做有氧运动

一般来说，在孕16周之内，也就是4个月内的孕妈妈要多做有氧运动。孕早期的女性如果想运动，游泳是一个非常好的选择，许多孕妈妈会认为游泳太不安全，其实游泳是一种非常好的有氧运动。最重要的是，游泳让全身肌肉都参加了活动，促进血液流通，能让胎儿更好地发育。同时，孕期经常游泳还可以改善情绪，减轻早孕反应，对胎儿的神经系统有很好的影响。

游泳要选择卫生条件好、人少的游泳池，下水前先做一下热身，下水时戴上泳镜，还要防止别人踢到胎儿。孕期游泳可以增强心肺功能，而且水里浮力大，可以减轻关节的负荷，消除淤血、水肿和下肢静脉曲张等问题，不易受伤。

除了游泳之外，像快步走、慢跑、简单的韵律舞、爬爬楼梯等一些有节奏性的有氧运动，也可以由孕妈妈自己选择定期进行。但是，类似于跳跃、扭曲或快速旋转的运动应当尽量避免。孕妈妈可以做的日常家务，如擦桌子、扫地、洗衣服、买菜、做饭等，但如果反应严重，呕吐频繁，就要适当减少家务劳动。

08 少用微波炉

微波炉会给孕妈妈带来危害，尤其是在孕早期，有可能会导致胚胎的畸形。即使质量好的微波炉在门缝周围也有少量的电磁辐射，孕妈妈一定要注意避开家中的微波炉，最好不要使用。

09 避免使用电磁炉

孕妈妈最好避免使用电磁炉。如必须要用，开启后立即离开2米远，同时使用电磁炉专用的锅具，减少电磁外泄，或使用能盖住整个炉面的大锅，能阻隔电磁波发出的能量。用完后须及时切断电源。

10 最好不用电吹风

电吹风辐射量非常大，孕妈妈最好不要用。可以用其他的干发方法，如尽量将头发擦干，再用干毛巾将头发包起来，这样能使头发加速变干，防止受凉。

第一节

孕妈妈和胎儿的变化

❀

☆ 你身体可能出现的变化

孕5周

这时，绝大部分孕妈妈没有怀孕的主观感觉。孕妈妈可能会有轻微的不舒服，可能出现类似感冒的症状，如周身乏力、发热或发冷、困倦嗜睡，有时会感到疲劳等。这意味着你马上就要进入一个丰富多彩的孕期生活了。

孕7周

生命的种子已种植在身体内，由于激素的作用，你可能觉得自己的身体有了一种异样的充实感。需要提醒孕妈妈，此时的你最好不要外出旅行，过量的运动容易引发流产。

孕6周

体重会增加400～750克；子宫略为增大，如鸭蛋般大小，子宫质地变软。这期间孕妈妈怀孕后心理变化和生理变化交织在一起，形成了孕妈妈特有的行为心理反应。体内除了女性激素发生改变外，其肾上腺激素分泌亢进，这可能会使孕妈妈心理比较紧张。

孕8周

在本周内，胚胎开始有了第一个动作，遗憾的是你感觉不到。现在孕妈妈情绪波动很大，有时会很烦躁，但必须注意，怀孕6～10周是胚胎腭部发育的关键时期，如果你的情绪过分不安，会影响胚胎的发育并导致腭裂或唇裂。在怀孕3个月之内，你一定要坚持补充叶酸和微量元素。

☆ 胎儿的变化

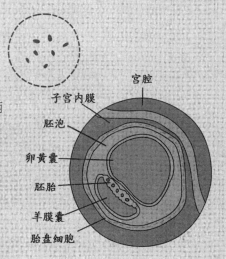

宫腔
子宫内膜
胚泡
卵黄囊
胚胎
羊膜囊
胎盘细胞

孕5周

从形状上看，胎儿可以分为身躯和头部两部分。胎儿背部有一块颜色较深的部分，这部分将发展成为脊髓，胎儿的手脚像植物发芽一样伸展开来，神经管两侧出现突起，这在今后将发展为脊柱、肋骨和肌肉。胎儿心脏开始跳动，虽然B超无法听到胎心音，但毋庸置疑，胎儿心脏已开始跳动。

孕6周

胚胎的生长发育已由分化前期进入分化期，即受精后的15～56天是胚胎器官高度分化和形成期，在三胚层中，每一个胚层都分化为不同的组织。此时，胚胎的身长约0.6厘米，重量为2～3克，如果仔细地观察，头和躯干已经能分辨清楚了，长长的尾巴逐渐缩短。

孕7周

能很清楚地看到小黑点一样的眼睛和鼻孔，胎头将移动到脊柱上面，而且尾巴也逐渐缩短，已能分辨出手和肩膀，心脏明显地划分为左心室和右心室，心脏以每分钟150次的速度快速跳动，胎儿的腹部生成了即将形成肝脏的突起，胃和肠初显雏形，同时形成了盲肠和胰腺。

孕8周

胚胎像一颗豆子，大约有1.4厘米长。现在胚胎已经有了一个与身体不成比例的大头。胚胎的面部器官十分明显，眼睛就像两个明显的黑点，鼻孔大开着，耳朵有些凹陷，当然，眼睛还分别长在两个侧面。手脚已经分明，大体上像个人形了。

第二节

孕妈妈孕期知识课堂

❀

☆ 你可能会关心的问题

什么时候去医院建档合适

一般在妇幼保健所70天就可以建档了，医院3个月就可以建档，孕妈妈可以考虑是否直接在医院建档，连同考虑在哪个医院分娩，然后直接去咨询医生，听医生的安排。

需要反复进行孕检项目

从第一次产检开始，之前提到的多项常规检查会反复进行，主要目的就是对孕妈妈身体状态进行持续的检测，进而发现潜在问题。比如怀孕期间出现血压的异常，或是宫高腹围的增长较孕期正常值快，这些都是很容易被忽略的细节。医生通过对孕妈妈全方位的了解，能够及时发现隐藏的问题和异常情况。这也是孕妈妈每隔一段时间就要到医院做检查的原因。

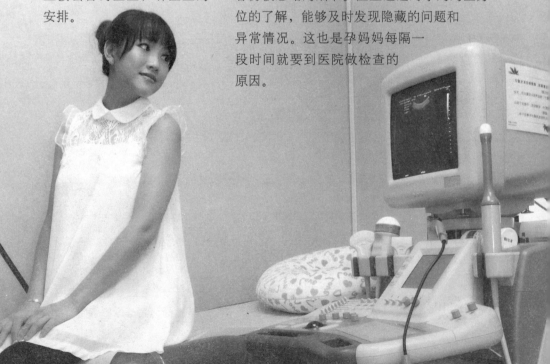

小贴士！

通过孕检降低怀孕危险

从医生的角度而言，怀孕实际上是个非常艰辛的过程，在这个过程中危险无处不在，每一位孕妈妈都要清楚地认识到这一点：无论多么小的概率，如果降临在自己的身上，那么就是100%了。

安胎药会不会有影响

怀孕期，尤其在怀孕的前3个月内，由于胎儿体内各器官分化尚未完成，药物致畸的危险性增加，可诱发畸形等严重后果。但安胎药对胎儿的影响较小，因为它属平滑肌松弛剂，使用安胎药有可能引起心跳加速、呼吸困难等不良反应，也可能使人血压降低，如果反应严重，还可能造成肺水肿或是心肌衰竭，但是出现这些不良反应症状的概率是非常低的，而且多半是使用针剂安胎药比较可能出现问题。所以，对有流产或早产迹象的孕妈妈使用安胎剂还是不用过于担心的。但是，它毕竟属药类，医生会根据孕妈妈可能的流产或早产原因来决定是否必须服用安胎药。

喝孕妇奶粉会不会发胖

如今肥胖儿、孕妈妈体重增加过多的情况很普遍，但肥胖并不是喝奶粉造成的，主要与饮食营养摄入过度、缺少活动有关。喝孕妇奶粉就不需要再喝牛奶了。此外，应根据自身的体能每天进行不少于30分钟的低强度身体活动，最好是1~2小时的户外活动。

这个时期小腹会微痛

一般怀孕后不会出现腹痛的现象，若孕妈妈出现小腹痛的情况需要尽快到医院做一下B超、血检等检查，明确具体的怀孕情况。

☆ 如何改善早孕反应

　　早孕反应是怀孕期间的暂时性生理现象，并不是疾病，因此孕妈妈不需要过分紧张或焦虑，只要掌握以下的基本原则，就可以改善早孕反应所造成的不适。

从日常生活中加以调整

　　保持室内空气流通，新鲜的空气可减少恶心的感觉。另外，孕妈妈要远离厨房的油烟味，孕期最好请别人代劳煮饭做菜。远离较为呛鼻的气味，如烟味、油漆味、鱼腥味等。穿着宽松的衣物，有助于缓解腹部的压力。睡觉时可将枕头垫高，减少发生食物反流的情形。早晨起床时不要突然起身，应该缓慢地下床。

从饮食上加以调整

　　平常饮食要注意"少量多餐"，每2～3个小时就进食一次，选择富含糖类（如苏打饼干）、蛋白质的食物为佳，避免吃油炸、油腻、辛辣、具有特殊或强烈味道的食物或不好消化的食物。在睡前可以吃一些食物（如苏打饼干、面包），或喝一杯温牛奶，这样第二天起床不会因为空腹而产生恶心的情形。起床后可以先在床上吃点儿东西（如苏打饼干），然后再下床。如果孕妈妈对姜的味道不反感，则可食用姜汤，以改善恶心、呕吐的情形。孕妈妈饮水要适量，可改为分次饮用，这样不会出现呕吐的状况。

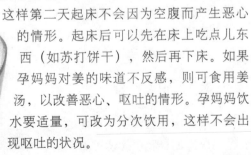

可缓解孕吐的几种食物

姜	切薄片，加白糖、盐稍渍，恶心时含食或嚼食一片
甘蔗	可用甘蔗汁30～50毫升，加生姜汁5滴，晨起空腹慢慢喝下
橘皮	用橘皮泡茶喝
紫苏叶	泡茶喝。也可烹调鱼、肉、虾时加入紫苏叶4～5片
芦根	煎水代茶饮
萝卜	生嚼或绞汁饮服
冬瓜	宜用冬瓜煨食，有清热、化痰、和胃的作用

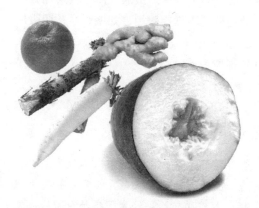

小贴士！

利用柠檬烹煮食物

　　本周的早孕反应更加强烈，呕吐剧烈的孕妈妈可以尝试用水果入菜，如利用柠檬烹煮食物来增加食欲，也可以食用少量的醋来增加菜色美味。

☆ 止吐药的使用方法

　　孕妈妈在经由饮食与日常生活作息的调整之后，若仍然出现明显的早孕反应现象，则可与保健医师进行沟通，考虑是否需要服用止吐的药物。一般来说，早孕反应是孕期的正常生理现象，并不是疾病，应该避免使用药物治疗，而从饮食、生活作息上加以调整，保持心情的舒畅，才是最正确的处理方式。也可以在医生的指导下服用维生素B_6和铁剂，能够减缓恶心的感觉。

第三节

孕妈妈营养餐单

❀

☆ 我需要注意的营养需求

多吃能预防贫血的食物

对孕妈妈来说，最容易缺乏的营养成分就是铁。如果缺铁，容易导致贫血，并会增加难产的可能性。虽然大部分孕妈妈会服用补铁营养品，但是怀孕初期还不需要服用。如果怀孕初期服用补铁营养品，反而容易加重恶心和呕吐症状，所以应该尽量通过食物摄取铁质。

多吃鱼

鱼类营养丰富，含有易被人体吸收的钙、碘、磷、铁等无机盐和微量元素，对胎儿大脑的生长、发育和防治神经衰弱症都有着极高的效用，是孕妈妈应当经常食用的美味佳肴。

不宜长时间吃素食

怀孕后长期坚持吃素食，不利于胎儿发育。据研究认为，孕期不注意营养，由于蛋白质供给不足，可使胎儿细胞减少，影响日后的智力发育；还可使胎儿产生畸形或营养发育不良。

不宜喝太多的骨头汤

　　有时孕妈妈为了补钙会喝大量的骨头汤。其实骨头汤的补钙效果并没有想象的那么理想。骨头中的钙不宜溶解于汤中，也不宜被人体吸收。喝了过量的骨头汤，反而会摄入大量油脂，引起孕妈妈的不适。

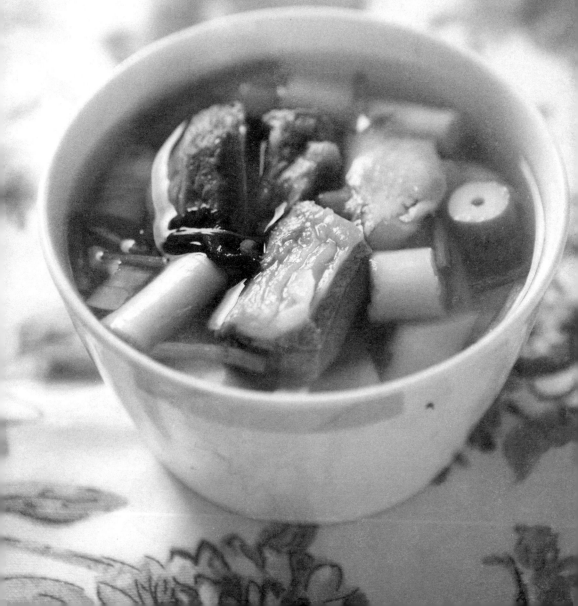

不必勉强吃脂肪类食物

早孕反应使得孕妈妈吃不下脂肪类食物，不要紧，没有必要勉强自己，可以多吃一些豆类、蛋类、乳类食品来补充营养，还可以多吃一些富含淀粉的食物，提供身体所必需的能量。

> **小贴士！**
>
> 孕妈妈最好选择新鲜的番茄、樱桃、杨梅、石榴、柠檬等代替话梅、山楂等酸味果脯。

吃酸有讲究

很多女性怀孕后喜欢吃酸味、辣味等刺激性的食物。

吃酸虽然能够满足母体和胎儿的营养需要，但是也不能什么"酸"都吃，例如在北方，很多人都喜欢吃酸菜，其实酸菜中含有致癌物质亚硝酸盐，过多地食用会严重影响母体和胎儿的健康。

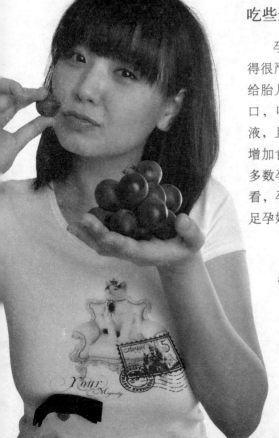

吃些开胃的食物

孕妈妈的孕吐反应有轻有重，如果孕吐得很严重，就会影响食欲，也就直接减少了供给胎儿的营养，所以，首先要打开孕妈妈的胃口，吃些开胃的食物。酸味能刺激胃分泌胃液，且能提高消化酶的活性，促进胃肠蠕动，增加食欲，有利于食物的消化与吸收，所以，多数孕妈妈都爱吃酸味食物。从营养学角度来看，孕妈妈吃些酸性的开胃食物，确实能够满足孕妈妈和胎儿的营养需要。

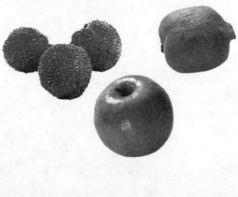

☆ 我的美味孕期餐单

菜花烩海带结

原料 菜花300克，海带结150克，精盐1/2大匙，白糖、香醋、花椒油、植物油各2小匙。

做法 1.菜花洗净，切成小块，放入淡精盐水中浸泡10分钟，捞出沥水；海带结洗净，沥水。

2.锅中加入清水、白糖烧沸，下入海带结煮约10分钟至熟烂，捞出沥水。

3.净锅加入清水、植物油烧沸，下入菜花块焯至熟透，捞出沥水，放入大碗中。

4.再放入海带结，加入调料，淋入花椒油拌匀，装盘上桌即可。

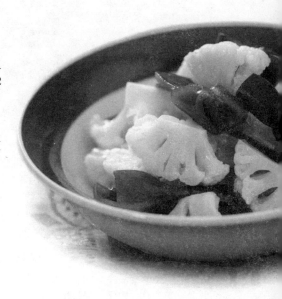

蛤蜊瘦肉海带汤

原料 活蛤蜊500克，青椒丝、红椒丝各10克，葱丝、姜末、蒜末、红干椒、酱油、米醋、白糖、辣酱、料酒、胡椒粉、香油、植物油各适量。

做法 1.将海带放入清水中泡发，洗净、沥干，切成细丝，放入沸水锅中焯烫一下，捞出沥干；猪瘦肉洗净，切成片，放入沸水中焯透，捞出；蛤蜊放入淡盐水中浸泡并刷洗干净。

2.锅中加入植物油烧至四成热，先下入姜片炒香，添入猪骨汤烧沸，再放入海带丝、猪肉片煮约15分钟。

3.然后放入蛤蜊，转小火煮约5分钟，最后加入精盐、胡椒粉调好口味，离火出锅，装碗上桌即成。

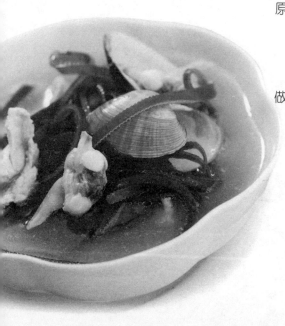

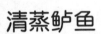

清蒸鲈鱼

原料 鲈鱼1条约600克，蛤仔5粒，猪肉6片，火腿3片，大白菜适量，精盐、海鲜酱油各适量。

做法 1.鲈鱼去鳞，剖净，用刀划双面各2刀。

2.大白菜洗净对切，猪肉、火腿均切片，蛤仔洗净备用。

3.大白菜摆放碗内，再放入鲈鱼，然后将蛤仔排放碗边；猪肉及火腿摆在鱼背上。

4.加入精盐、海鲜酱油及适量清水，将鲈鱼放锅中，隔水蒸30分钟即可。

浓汤煮鲈鱼

原料 鲈鱼500克，山药150克，精盐2小匙，胡椒粉1/2小匙，白糖、枸杞各1小匙，葱、姜各10克。

做法 1.将山药洗净去皮切成滚刀块；枸杞用清水泡好，鲈鱼去头去骨，鱼肉切成片。

2.坐锅点火倒入油，放入葱段、姜片、鱼头、鱼骨炒一下，倒入水，放入山药，大火烧开成奶白色，加入精盐、胡椒粉、白糖调味，转至小火，将鱼头、骨、山药捞出放入碗中，将枸杞连同泡的水一起倒入锅中，放入鱼肉片烫熟连汤一起倒入碗中即成。

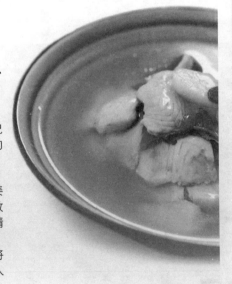

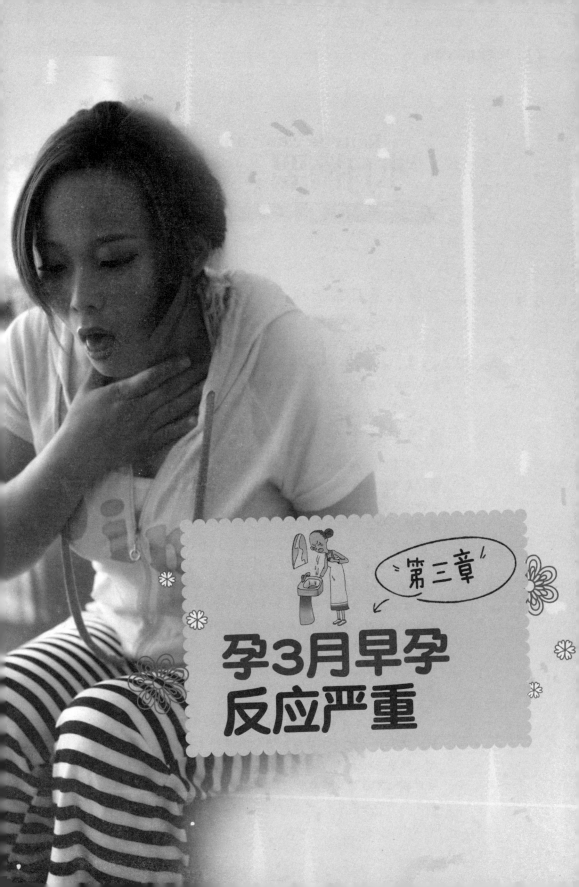

第三章

孕3月早孕
反应严重

Benyue Zhaiyao
本月摘要
每 个 月 的 要 点 总 汇

01 注意日常护理

要保证充足的睡眠，如果中午能够午休一会儿当然是最好的。在体内大量雌激素的影响下，从本月起，口腔出现一些变化，如牙龈充血、水肿，触之极易出血，医学上称此为妊娠牙龈炎。孕妈妈要坚持早、晚认真刷牙，防止细菌在口腔内繁殖。

02 注意个人卫生

这个月，孕妈妈的阴道分泌物往往增多，应注意经常清洁外阴，每天用清水擦洗，保持局部的卫生。此外，还容易发生便秘或者腹泻。这个月最容易发生流产。因此，日常生活中做事时不要劳累过度，防止腹部受到压迫。即便早孕反应较少，也不要逞强去做激烈的体育活动。性生活应当避免。这个时候是胎儿最易致畸时期，怀孕的孕妈妈们要谨防各种病毒和化学毒物的侵害。如果胃口不好，要吃得精，多吃蛋白质含量丰富的食物及新鲜水果、蔬菜等。饮食上要清淡、爽口。如果呕吐得厉害，要去医院检查，可以采用输液治疗。如果感到腰酸、腰痛，可吃一些阿胶，将10克阿胶与适量白糖加水蒸食。

03 不要穿紧绷的裙子

孕3月不要穿着腰部紧绷的裙子，也不能像平常一样穿着牛仔裤。不要认为这并不要紧，当你勉强拉上拉链，会使整个身体紧绷。怀孕并非普通的发胖，而是腹中的胎儿在不断地成长。绝对不要勉强地穿着过紧的衣服。压迫腹部，会导致下半身水肿，更严重的是影响胎儿的发育。

04 仍然不宜进行性生活

在怀孕前3个月，胎盘还没有分泌出足够的孕激素，胚胎组织附着在子宫壁上还不够牢固，若在此期间性生活可引起盆腔充血、机械性创伤或子宫收缩而诱发流产。孕4个月后，胎儿发育快，羊水量增多且张力加大，过多或粗暴的性生活也可使胎膜破裂，羊水流出而流产。

05 做好口腔检查

孕妈妈除了要做常规的血常规检查、尿常规检查、肝肾功能检查、超声检查外，本月孕妈妈最好还要进行口腔检查。当孕妈妈进入孕期的时候，很容易发生口腔疾病。所以当孕妈妈发生口腔疾病时，不仅容易引起并发症，而且还会影响胎儿的正常发育。

06 要开始预防妊娠纹了

妊娠纹产生是不可逆的，所以预防妊娠纹要从孕早期开始。有条件的孕妈妈可以购买适合自己的去妊娠纹霜。从孕早期到产后1个月，每天早晚取适量抗妊娠纹霜涂于腹部、髋部、大腿根部和乳房部位，并用手做圆形按摩，使霜体完全被皮肤吸收，可减少皮肤的张力，增加皮肤表层和真皮层的弹性。也可以使用含维生素E的橄榄油进行皮肤按摩。

07 建档时记得带齐证件

一般来说，建档需要带上身份证，参加医疗保险的需要带上社保卡，有的医院还要求带上准生证以及社区出具的一些证明。不同医院的要求不尽相同，建档之前最好打电话咨询清楚，避免因遗漏证件而来回奔波。

08 第一次正式产检

每位孕妈妈在怀孕12周时，都正式开始进行第一次产检。一般医院会给孕妈妈办理"孕妇健康手册"。日后医生为孕妈妈做各项产检时，也会依据手册内记载的检查项目分别进行检查并做记录。

第一节

孕妈妈和胎儿的变化

❀

☆ 你身体可能出现的变化

孕9周

由于你的子宫在迅速地扩张，你可能第一次有腹部疼痛的感觉，这种情况在许多孕妈妈身上都曾发生过。这时你可能因为恶心和呕吐的原因不愿吃东西，在早孕反应很强烈时，要找些自己爱吃的东西来吃。此时由于你的子宫变大后压迫你的膀胱，孕妈妈排尿的次数和频率会大大超过平时。

孕10周

孕妈妈的形象开始发生很大改变，乳房开始长大，你需要更换大一些的胸罩了，腰围也开始变粗。此时孕妈妈的食欲突然改变，从前一直爱吃的东西却不爱吃了，一直不想吃的东西倒想尝一尝。鼻子变得敏感，有时会对平时没有任何反应的食品或气味产生一阵阵的恶心，尤其以早晨起床为最严重。

孕11周

你的情绪波动很大，刚刚脸上还是"晴空万里"，可能一会儿就变成"乌云密布"了，感到什么事情都懒得做，常为一些鸡毛蒜皮的小事而苦恼或烦躁不安。孕妈妈不必为这种变幻莫测的情绪感到不安，因为这都很正常，这是孕期雌激素作用的结果。至于早孕反应的程度因人而异，有的很严重，有的反应不是很明显。

孕12周

身体会有明显变化，阴道内乳白色的分泌物明显增多，乳房进一步增大、胀痛，乳晕、乳头出现色素沉着。同时排尿频繁，腰部有压迫感。这个时期最容易发生流产，所以，孕妈妈做任何事情都必须量力而行，并要避免精神过度紧张，积极预防感冒及其他传染病。有半数以上的孕妈妈会在这时出现恶心、食欲减退等早孕反应。

☆ 胎儿的变化

第9周

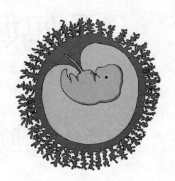

胚胎大约有2.2厘米长，手指和脚趾间看上去有少量的蹼状物。胚胎的器官特征开始明显，各个不同的器官开始发育，各种复杂的器官都开始成长，牙和腭开始发育，耳朵也在继续成形，胎儿的皮肤像纸一样薄，血管也清晰可见。从现在开始到20周，胎儿将迅速成长。

第10周

现在胎儿所有的器官、肌肉、神经都开始工作了，牙齿的原基已经出现，神经管鼓起，大脑在迅速发育，脑下垂体和听觉神经也开始发育。虽然仅从外表上还分不出男女性别，然而内、外生殖器官的原基已能辨认。手部从手腕开始变得稍微有些弯曲，双脚开始摆脱蹼状的外表，眼帘已能覆盖住眼睛。

第11周

此周胎儿的身长会达到4厘米，形状和大小像一个扁豆荚。胎儿的体重大约10克，胎儿的眼皮开始黏合在一起，直到27周以后才能完全睁开。他（她）的手腕已经成形，脚踝开始发育完成，手指和脚趾清晰可见，手臂更长而且肘部变得更加弯曲。耳朵的塑造工作也已经完成，而且胎儿的生殖器官开始发育，胎盘已经很成熟，可以产生支持激素的部分重要功能。

第12周

胎儿身长已达6厘米，体重达到14克。胎儿尾巴已经消失，躯干和腿都长大了，头部已经长出鼻子、嘴唇、牙根和声带等，已更像人的脸面，眼睛上已长出眼皮。胎儿开始产生吮吸、吞咽和踢腿的动作，此时胎儿细微之处已经开始发育，他（她）的手指甲和绒毛状的头发已经开始出现。本周已能够清晰地看到胎儿脊柱的轮廓，脊柱神经开始生长。

第二节

孕妈妈孕期知识课堂

☆ 你可能会关心的问题

孕期鼻塞、嗓子干痒怎么办

孕期不能自己乱用药物，以免对胎儿产生影响，平时要多饮水，加强锻炼，通风换气。若不适持续时间较久了，需要及时就诊，以免延误病情。

孕期吃火锅需注意

孕妈妈吃火锅时要尽量少食肉类，多吃蔬菜。孕妈妈应尽量避免用同一双筷子取生、熟食物及进食，这样容易将生食上沾染的细菌带进腹中，而造成腹泻及其他疾病，食物卫生是最重要的。吃火锅时，食物一定要煮至熟透，才可进食。降低食量助消化。怀孕期间可能会出现呕吐反胃现象，因此胃部的消化能力自然降低。吃火锅时，孕妈妈若胃口不佳，应减慢进食速度，减少进食量，以免食后消化不良，导致不适。

孕早期是否需要补充维生素片

此阶段是胚胎神经管发育的阶段，通常适量的叶酸对此发育有帮助，因此怀孕早期饮食建议营养重点为叶酸。孕妈妈并不需要刻意为胎儿增加过多的营养摄取量，一切以适量即可。食物来源：绿色蔬菜（菜花、西蓝花、菠菜与芦笋等）、豆类食物、动物肝脏、瘦肉、鱼、蛋。

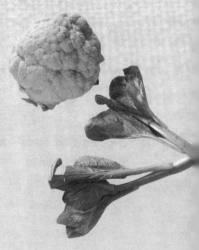

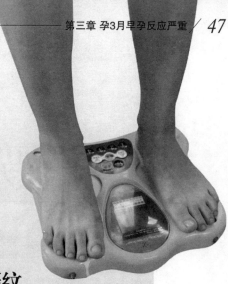

☆ 孕早期就要开始预防妊娠纹

预防妊娠纹从现在开始。随着胎儿的成长、羊水的增加，孕妈妈的子宫也会逐渐地膨大。当腹部在快速膨隆的情形下，超过肚皮肌肤的伸张度，就会导致皮下组织所富含的纤维组织及胶原蛋白纤维因扩张而断裂，产生妊娠纹。虽说妊娠纹的发生与体质有关，不见得每个孕妈妈都会有，而妊娠纹的严重程度也会因人而异。妊娠纹产生是不可逆的，所以预防妊娠纹要从孕早期开始。

控制体重

营养的摄入只要能满足胎儿的营养就可以，营养过多会导致胎儿发育太快，使腹部弹性纤维断裂，产生妊娠纹。怀孕期间的体重增加控制在12千克的范围内，就会有效防止和减轻妊娠纹。

使用祛妊娠纹产品进行适度按摩

以膝盖为起点，由后侧往上推向髋部10次。按摩时，手指的力度不要太重，以免伤及腹中的胎儿。

将双手放在臀部下方，用手腕的力量由下往上、由内至外轻轻按摩即可。

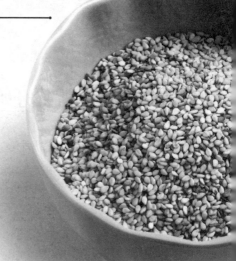

第三节

孕妈妈营养餐单

厌油腻可食核桃和芝麻

如果妊娠反应严重的孕妈妈实在不想吃肉类，可以食用核桃和芝麻。核桃富含不饱和脂肪酸、磷脂、蛋白质等多种营养素。1千克核桃仁相当于5千克鸡蛋或者9千克鲜牛奶的营养，并有补气养血、温肺润肠的作用。其营养成分的结构对于胚胎的脑发育非常有利。因此，孕妈妈每天宜吃2~3个核桃。

最佳营养早餐

全麦制品	孕妈妈要选择天然的、没有任何糖类或其他添加成分的麦片，同时可以按照自己的喜好加一些花生米、葡萄干或蜂蜜。同时，全麦面包还可以提供丰富的铁和锌
奶、豆制品	孕妈妈每天应该摄取大约1000毫克的钙，酸奶也富含钙，还含有蛋白质，有助于胃肠道的健康
水果	水果种类很多，柑橘富含维生素C、叶酸和大量的纤维，可以帮助孕妈妈保持体力，防止因缺水造成的疲劳
蔬菜	颜色深的蔬菜往往意味着维生素含量高。菜花富含钙和叶酸，含有大量的纤维和抵抗疾病的抗氧化剂，还有助于其他绿色蔬菜中铁的吸收

☆ 我的美味孕期餐单

鲜虾豆腐汤

原料　虾仁50克，豆腐1块，葱花少许，精盐1小匙，高汤2杯。

做法　1.将豆腐切成小块，用沸水焯一下，捞出晾凉。

2.将虾仁去掉虾线，洗净；用沸水焯一下，捞出晾凉。

3.汤锅中加入高汤，再放入豆腐块、虾仁烧沸，撇去浮沫，然后加入精盐煮5分钟，出锅前撒入葱花即可。

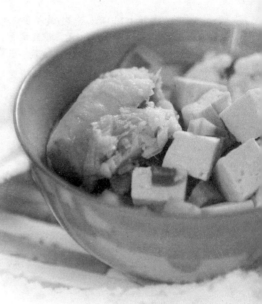

腰果虾仁

原料　虾仁300克，腰果100克，鸡蛋清1个，葱末10克，姜末、蒜末各5克，精盐、料酒、香油各1小匙，酱油2小匙，白糖、米醋、水淀粉各1大匙，淀粉2大匙，鲜汤3大匙，植物油适量。

做法　1.把虾仁去除虾线、洗净，加入少许精盐、鸡蛋清、淀粉拌匀上浆；腰果放入烧至四成热的油锅中炸至脆酥，捞出沥油。

2.碗中加入精盐、酱油、白糖、米醋、料酒、香油、鲜汤、水淀粉调匀，制成味汁。

3.锅中留底油烧至五成热，先下入虾仁炒散，再放入葱末、姜末、蒜末炒出香味。

4.然后烹入调好的味汁，大火炒至收汁，再放入腰果翻炒均匀，即可出锅装盘。

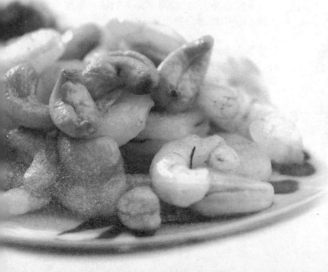

鱼肉胡萝卜汤

原料 胡萝卜150克，鱼肉(黄花鱼)300克，芋头80克，油菜心50克，精盐适量，白酱油1小匙，料酒1大匙，姜汁、胡萝卜汁各2大匙。

做法 1.黄花鱼洗涤整理干净，斩掉头尾，取中段鱼肉洗净，斩成段，加入料酒、姜汁腌渍20分钟。

2.胡萝卜洗净，切长条块；芋头去皮，洗净，切块，浸于水中；油菜心洗净，切瓣。

3.汤锅加入高汤烧沸，下入胡萝卜、黄鱼段、芋头块、油菜心，加入精盐、白酱油、料酒、胡萝卜汁烧沸，煮至熟透入味即可。

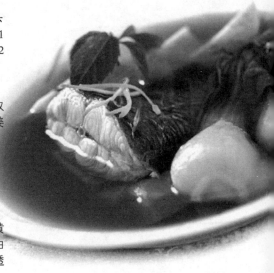

番茄炒豆腐

原料 番茄150克，豆腐350克，青豆粒15克，精盐1/2小匙，白糖、料酒各1小匙，鲜汤150克，水淀粉2小匙，植物油2大匙。

做法 1.将豆腐洗净，切成2厘米见方的块，再放入沸水锅中焯透，捞出沥干。

2.将番茄洗净，用沸水略烫一下，再撕去外皮，切成小丁，加入少许精盐稍腌片刻；青豆粒用清水浸泡，洗净。

3.锅中加油烧热，下入番茄略炒，再放入青豆、豆腐炒匀，然后加入料酒、鲜汤、精盐、白糖调味，用水淀粉勾芡，淋入明油即成。

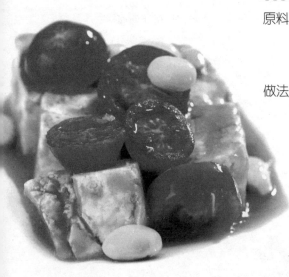

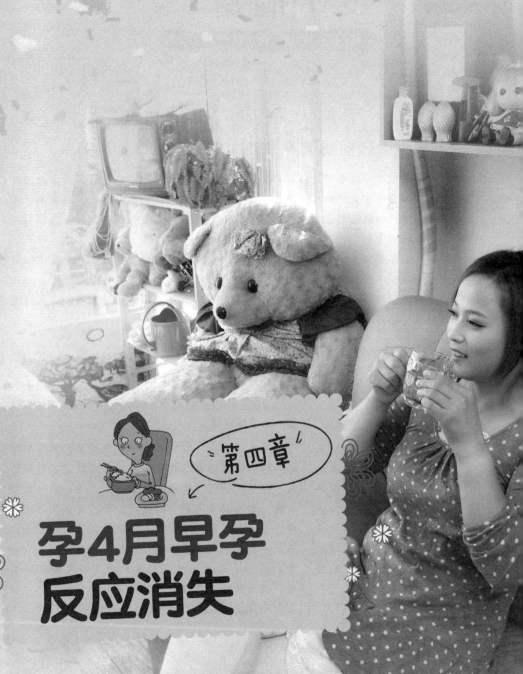

第四章

孕4月早孕
反应消失

Benyue Zhaiyao
本月摘要
每 个 月 的 要 点 总 汇

01 小心预防阴道炎

随着阴道分泌物的增多，孕妈妈极容易感染上滴虫性阴道炎。滴虫性阴道炎是一种女性常见的阴道炎症，它是由阴道毛滴虫感染而引起的。滴虫不仅在孕妈妈阴道内的皱襞上寄存，还可侵入到尿道，甚至上行到膀胱、肾盂，引起泌尿道的感染。

一旦孕妈妈患了阴道滴虫病，严重的会继发其他细菌感染，感染可由阴道上行蔓延到子宫腔，进一步引起宫腔感染。在孕早期感染容易引起流产、胎儿发育畸形，孕中期感染可引起绒毛膜发炎，造成胎膜早破、胎盘早剥，同时通过胎盘直接引发胎儿感染。

02 皮肤瘙痒怎么办

●患皮肤瘙痒症的原因

从中医的观点来看，孕妈妈皮肤过敏现象，通常都是由于怀孕晚期容易内热。因为体内多了一个宝宝，身体容易燥热，免疫系统也产生变化。孕期孕妈妈的皮肤瘙痒是属于湿疹的一种。

●防治皮肤瘙痒

皮肤瘙痒是孕期较常见的生理现象，不需要特殊治疗，宝宝出世后就会消失。经常洗澡、勤换内衣、避免吃刺激性食物、保证睡眠充足、保证大便通畅，都有助于减轻皮肤瘙痒。每次沐浴的时间不要过长，最好是10～20分钟，因为洗澡时间过长，不仅皮肤表面的角质层易被水软化，导致病毒和细菌的侵入，而且孕妈妈容易产生头昏的现象。另外，洗澡频率应根据个人的习惯和季节而定，一般来说3～4天1次，有条件的话，最好是每天1次。

03 减轻头痛的方法

怀孕后，体内激素的变化、精神压力以及不断增加的劳累感等，都会造成孕妈妈头痛。

●在头上敷热毛巾

在头上敷热毛巾可以有效地缓解头痛。到户外晒晒太阳，呼吸一下新鲜空气。按摩一下太阳穴或抹点清凉油，都有助于缓解孕妈妈的头痛。

●充分放松身心

注意身心充分放松，去除可能的担心和不安的因素，避免身体受凉，也有利于减轻头痛。

04 要注意手足抽搐

母体补充的钙、维生素B_1这两种物质无法满足胎儿急速生长的需要，胎儿就要夺取母体本身维持代谢所需的钙质和维生素B_1，如果母体缺乏到一定程度，就会出现手足抽搐。因此，孕妈妈怀孕期间要多吃含钙较多的食物。鱼、虾、蛋类和各种的动物类食物都是不错的选择。米、粗面、豆类、动物肝和瘦肉含维生素B_1较丰富。此外，还可服鱼肝油、钙片等。

05 本月孕期检查

在孕中期，每月进行一次孕期检查。每次的检查除了一些常规的项目外，要根据孕期的不同特点，有一些在检查目的或检查方法上区别于别次检查的项目。

B超检查：孕4月是能够分辨胎儿头部和身躯的时期，通过测量两耳之间的长度来判断胎儿成长的状态，也可以诊断出大脑和头盖骨没能及时发育的无脑症。也有的医院会把这次检查与孕中期的B超全面检查合并为一次进行。还要做一次微量元素检查，以便补充不足的微量元素。

解读B超检查单

● **枕额径**

　　胎儿鼻根至枕骨隆突的距离，又称前后径，是指胎儿头从前到后最长的部分，以这个数据来判断胎儿发育情况和孕周。

● **肱骨长**

● **双顶径**

　　头从左到右最长部分，也叫胎头大横径，是指胎儿的头从左到右最长的部分，以这个为基础来推断胎儿的体重和发育状态。

● **股骨长**

　　即大腿的长度，也叫大腿骨长，这是身体中最大的长骨的长度。用于和BPD（胎头大横径）一起来推算胎儿的体重。

B超诊断 仅供参考			超声检
姓名	年龄	性别	
临床诊断			
检查记录 （单位:毫米）	宫内见	胎儿	胎头在
双顶径	枕额径	头围	
FL	HL	心四腔	
膀胱	脊柱	前臂	
胎盘位于	壁厚	下缘距内口	
脐动脉A	B	A/B	
提示			
		检查日期:	

● **头围**

　　环头一周的长度，也叫胎头周长，是计测头的一周长度的数值，用于确认胎儿的发育状态。

● **脐带血流比值**

●腹径

腹径，又称为腹部前后径。在检查胎儿腹部的发育状况以及推定胎儿体重时，需要测量该数据。

查 报 告

	住院号		
	门诊号		
	超声号		

病室	床号		
	仪器型号 检查方法：		
上可见	心率	次/分	心律
胸径	腹径●		腹围●
胃	肠	左肾	右肾
小腿	脐带		唇
	羊水指数●		
	RI		PI
	检查医师：		

●腹围

即肚子一周的长度，也叫腹部周长，是指胎儿肚子的一周的长度，用于和APTD（躯干前后径）以及TTD（躯干横径）一起来推测胎儿的发育情况。

●羊水指数

做B超检查时，以孕妈妈的脐部为中心，分上、下、左、右4个区域，将各区域的羊水深度相加，就得到羊水指数。孕晚期羊水指数的正常值是8~18厘米。

第一节

孕妈妈和胎儿的变化

❀

☆ 你身体可能出现的变化

孕13周

孕妈妈的基础体温仍然保持升高的状态，出现尿频、便秘，腰部有沉重感。乳头及外阴部位色素沉着加重，白带显著增多。腹部从肚脐到耻骨会出现一条垂直的纹，这是怀孕的特征，在分娩结束后就会逐渐淡化或消失。到了孕12周，孕妈妈发生流产的概率也相应地减少了。

孕14周

腹部变大了，乳房更加胀大，乳晕与乳头颜色更暗。此外，阴道黏膜增厚，分泌物增多，而且容易发生便秘或腹泻。此时需要穿孕妇装了，还要经常做做适当的运动，比如可以有目的地做一些孕妇操，每天还可以让丈夫陪你一起散散步，因为这是最安全的运动。

孕15周

孕妈妈阴道白带增多，含有乳酸菌、阴道脱落上皮细胞和白细胞等。孕妈妈体内的雌激素和生殖器官的充血情况直接影响阴道分泌物的多少。由于孕妈妈体内的雌激素水平较高，盆腔及阴道充血，所以白带增多是非常正常的现象。这时应注意避免使用刺激性较强的肥皂。若分泌物量多且有颜色，性状有异常，应去医院检查。

孕16周

下腹部膨隆，感觉下坠，常常有心慌、气短的感觉，甚至便秘。这时，阴道分泌物仍较多，腰部沉重感强，便秘、尿频等现象依然存在。此外，孕妈妈还可发生头痛、痔疮、下肢和外阴静脉曲张等症状。一般情况下，从本周起孕妈妈就可以感受到第一次胎动。

☆ 胎儿的变化

第13周

胎儿的大脑体积越来越大，占了整个身体的一半，胎儿成长的关键器官也将在这两周内完成。胎儿现在大约7厘米长，手指、脚趾已经完全分开，一部分骨骼开始变得坚硬，并出现关节雏形。从牙齿到指甲，胎儿都在快速地生长着，时而踢腿，时而舒展身姿，看上去好像在跳水上芭蕾舞。

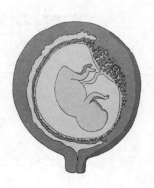

第14周

胎儿身长大约9厘米，体重比上周稍有增加。额部更为突出，两眼之间的距离拉近了，眼睑仍然紧紧地闭着。肝脏也开始工作，肾脏日渐发达，血液循环开始进行。随着生殖器官的发育，男女生殖器官的区别更加明显，男胎儿开始形成前列腺，而女胎儿的卵巢从腹部移到骨盆附近。

第15周

胎儿身长已达9.3~10.3厘米，体重达50克。已经出现指纹，胎儿皮肤增厚，变得红润有光泽，有了一定的防御能力，有利于保护胎儿的内脏器官，胎儿心脏的搏动更加活跃，外生殖器已经可以分辨男女。骨骼进一步发育，肌肉逐渐结实，加上羊水增多，因此，胎儿的手脚已经能在羊水中稍微活动了。

第16周

胎儿身长已达11.5厘米，体重也达80克。皮肤上覆盖了一层细细的绒毛，这层绒毛通常出生时就会消失。胎儿的眉毛、头发迅速生长，头发的纹理密度和颜色在出生后都会有所改变。随着胎盘功能的逐步完善，胎儿的发育加速，羊水量从这个时期开始快速增加。胎儿在子宫里开始能做许多动作，如握紧拳头、眯着眼睛斜视、皱眉头等，并且开始吮吸自己的大拇指。

第二节

孕妈妈孕期知识课堂

❀

☆ 你可能会关心的问题

用什么样的姿势睡觉好

孕妈妈睡眠的姿势与母子健康关系十分密切，但也不要因为"孕妈妈应该采取左侧卧位睡眠"，而降低了睡眠质量。其实孕妈妈应注意一些睡姿细节，保证好睡眠就够了。

睡姿经验谈

1.当躺下休息时，要尽可能采取左侧卧位。这样可减少增大的子宫对腹主动脉、下腔静脉和输尿管的压迫，增加子宫胎盘血流的灌注量和肾血流量，减轻或预防妊娠高血压综合征的发生。

2.如果醒来时发现自己没有采取左侧卧位，就改成左侧卧位；如果感到不舒服，就采取能让自己舒服的体位。

3.感到舒服的睡眠姿势是最好的姿势，不要因为不能保持左侧卧位而烦恼。每个人都有自我保护能力，孕妈妈也一样。如果仰卧位压迫了动脉，回心血量减少导致血供不足，孕妈妈会在睡眠中改变体位，或醒过来。

4.使用一些辅助睡眠的用品，如侧卧睡垫和靠垫。孕晚期孕妈妈的腰部会承受较大的压力，所以需要特别的保护。舒适靠垫和睡垫，可以贴合孕妈妈腰部的曲线，而且可以按摩腰部，减轻腰部压力，缓解腰部不适。

5.不要长时间站立、行走或静坐；坐着时，不要靠在向后倾斜的沙发背或椅背上，最好是坐直身体。长时间站立和行走，会影响下腔静脉和腹主动脉血供，坐直身体可减少腹主动脉受到的压力。

保持饮食规律

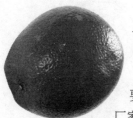

在旅游期间，要保持孕妈妈的饮食有规律，尤其是去长线旅行，或需要坐长途车或飞机的旅程；要记得补充充足的纤维素，如多吃橙子或蔬菜；保证孕妈妈多喝水，防止出现脱水、便秘以及消化不良等现象。不要食用不合格或过期食品，不随便饮用和食用没有生产厂家、商标及生产日期的饮料、食品。

正确选择交通工具

长途旅行，最好乘坐飞机，尽量减少长时间的颠簸，短途有条件的可以自驾出游，避免拥挤碰撞孕妈妈的腹部。不论在火车、汽车，还是在飞机上，最好能使孕妈妈每15分钟站起来走动走动，以促进血液循环。

怎样选择旅游目的地

在计划享受旅游的同时，一定要注意目的地的选择。外出旅行要尽量避开热线，选一些较冷门的线路出行，感受大自然的恩赐。不过一定要选择有现代医疗条件的地区，对将去的地方进行了解，避免前往传染病流行地区，不要去医疗水平落后的地区，以免发生意外情况无法及时就医。

保持清洁

陪伴孕妈妈出游，一定要选卫生条件好的宾馆住宿。孕妈妈要勤洗、勤换衣物，以保证孕妈妈身体清洁。

注意事项！ 外出旅行应准备一些对孕期安全的抗腹泻药、口服的肠胃药和外用的酒精棉片、止吐药、外伤药膏、蚊虫咬伤药膏等。

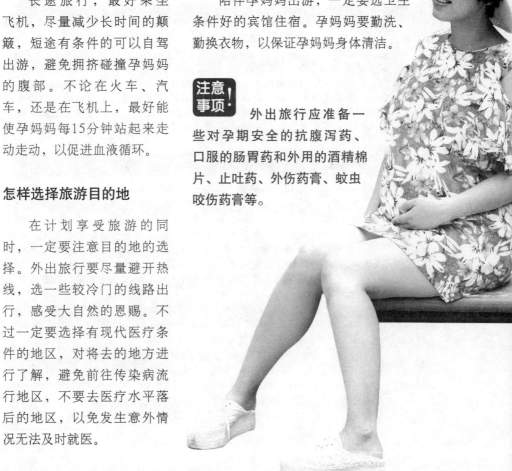

☆ 本月孕期检查

怀孕满4个月后，即从第5个月开始，孕妈妈可明显感到胎儿的活动，胎儿在子宫内伸手、踢腿、冲击子宫壁，这就是胎动。胎动的次数并非恒定不变，孕28～38周是胎动活跃的时期，以后稍减弱，直至分娩。胎动正常，表示子宫和胎盘功能良好，输送给胎儿的氧气充足，胎儿在子宫内健康成长发育。

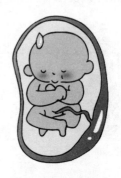

胎动规律和变化

孕16～20周	**胎动运动量**	*小/动作不激烈*
	孕妈妈的感觉	*比较微弱/不明显*
	位置	*下腹中央*
	孕16～20周是刚刚开始能够感觉胎动的时期。这个时候的胎儿运动量不是很大，动作也不激烈，孕妈妈通常觉得这个时候的胎动像鱼在游泳，或是"咕噜咕噜"吐泡泡，与胀气、肠胃蠕动或饿肚子的感觉有点像，没有经验的孕妈妈常常分不清。此时胎动的位置比较靠近肚脐	
孕20～35周	**胎动运动量**	*大/动作激烈*
	孕妈妈的感觉	*非常明显*
	位置	*靠近胃部，向两侧扩大*
	这个时候的胎儿正处于活泼的时期，而且因为长得还不是很大，子宫内可供活动的空间比较大，所以这是胎儿胎动最激烈的一段时间。孕妈妈可以感觉到胎儿拳打脚踢、翻滚等各种激烈动作，甚至还可以看到肚皮上突出的小手小脚。此时胎儿位置升高，在靠近胃的地方	
临近分娩	**胎动运动量**	*大/动作不太激烈*
	孕妈妈的感觉	*明显*
	位置	*遍布整个腹部*
	因为临近分娩，胎儿慢慢长大，几乎撑满整个子宫，所以宫内可供活动的空间越来越少，施展不开，而且胎头下降，胎动会减少一些，没有以前那么频繁。胎动的位置也会随着胎儿的升降而改变	

方法	事项
计算10次胎动所需的时间	孕妈妈早上起床后就开始测量胎动，数胎动时，可以照常地上班、做家务。有些孕妈妈1小时就有可能有10次胎动，也有可能到晚上才有10次。如果到了晚上都没有10次胎动的话，建议马上去医院检查
记录每天的胎动次数	每天早上8点开始记录，每感觉到1次胎动，就记录1次，累计10次后，就不再做记录。如果到晚上8点，胎动次数都没有达到10次的话，建议孕妈妈尽快去医院检查
计算固定时间内的胎动次数	孕妈妈每天测试3小时的胎动。分别在早上、中午、晚上各进行1次。将所测得的胎动总数乘以4，作为每天12小时的胎动记录。如果每小时少于3次，则要把测量的时间延长至6小时以上
晚饭后的测量	孕妈妈在晚饭后7～11点，测量胎儿的胎动次数，观察出现10次胎动所需要的时间。如果超过3小时，胎动的次数达不到10次的话，就需要尽快去医院检查
统计白天的记录	孕妈妈在整个白天，大约早上8点到晚6点，能够有10次胎动的话，就可放心了，这是最简单的方法

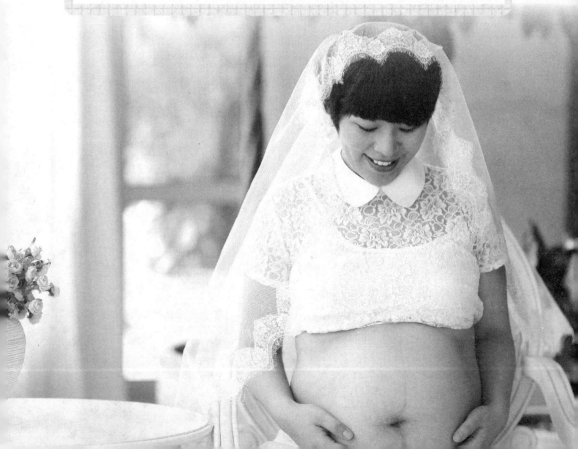

（第三节）

孕妈妈营养餐单

❀

☆ 孕妈妈需要注意的营养需求

饮食要重视质，而非量

怀孕期间，最好考虑到胎儿的营养去饮食，而非不管三七二十一地去大量饮食。在这个时期，基础代谢量比怀孕前增加25%左右，孕妈妈会快速消耗大量的热量，因此应该摄取充分的蛋白质和热量。蛋白质尤其能提供胎儿和胎盘成长时所需的非常重要的氨基酸，所以应该大量摄取蛋白质。在此时期，孕妈妈每天最好吸收50克左右的蛋白质。富含蛋白质的食品有肉类、鲜鱼、鸡蛋、坚果、豆类等。

工作餐不要随便吃

还坚守岗位的孕妈妈对待工作餐要"挑三拣四"，避免吃到对胎儿不利的食物。口味的要求可以降低，但对营养的要求不能降，一顿饭里要包含米饭、鱼、肉、蔬菜等，同类食物也要尽量做到种类丰富。

☆ 我的美味孕期餐单

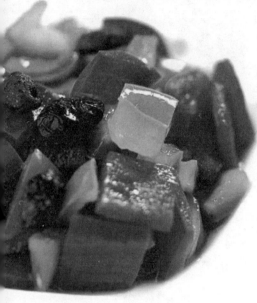

豆豉双椒

原料 豆豉1包，红辣椒250克，青辣椒500克，蒜、青蒜丁适量，酱油1/3杯，糖1小匙，植物油30克。

做法 1.青、红辣椒去籽切丁，蒜切碎，豆豉泡软沥干备用。

2.锅内放入少许植物油烧热，爆香蒜，加入豆豉同炒，再加入青、红辣椒炒1分钟，加入青蒜、酱油、糖炒匀入味，最后拌入青蒜丁即可。

老妈带鱼

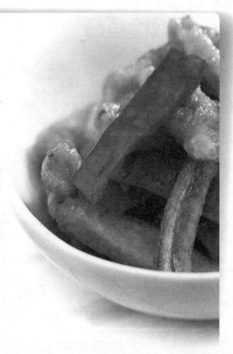

原料 带鱼500克，葱末、姜末各15克，泡红辣椒50克，精盐、米醋各少许，番茄酱、红油、料酒各1大匙，植物油适量。

做法 1.带鱼洗净，切成段，加入葱末、姜末、料酒、精盐、米醋腌约15分钟，再放入热油锅中炸至金黄色，捞出沥油。

2.锅中加入红油、番茄酱、泡红椒炒至上色，再加入适量清水烧沸。

3.放入炸过的带鱼焖至入味，再改用小火收浓汤汁，淋入香油，出锅装盘即可。

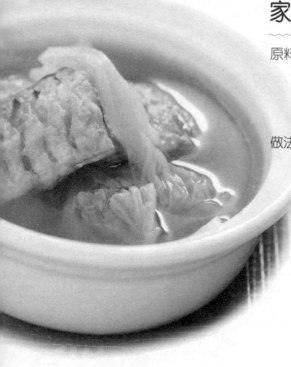

家常带鱼煲

原料 带鱼1条，白菜叶、水发粉丝少许，葱花、姜末、蒜末各少许，精盐1大匙，白糖、酱油、香醋、香油各2小匙，豆瓣酱、料酒各1小匙，鲜汤、植物油各适量。

做法 1.带鱼去内脏、洗净，切成小段，再用精盐、料酒、酱油略腌，下入热油中炸透，捞出沥油；白菜叶洗净、焯水，同粉丝一起放入砂锅。

2.锅中加油烧热，下入葱花、姜末、蒜末、豆瓣酱炒香，放入料酒、鲜汤、精盐烧沸。

3.加入带鱼段、白糖、酱油、香醋炖至熟，加入白菜叶和粉丝稍炖，淋上香油，出锅即可。

双椒墨鱼仔

原料 墨鱼仔300克，青椒片、红椒片各25克，葱花、蒜片各5克，精盐1小匙，白糖1/2小匙，水淀粉2小匙，辣椒油1大匙，植物油2大匙。

做法 1.将墨鱼仔去除内脏、洗净，放入沸水锅中焯至八分熟，捞出过凉，沥干水分。

2.锅中加植物油烧热，先下入葱花、蒜片炒香，再放入墨鱼仔、青椒片、红椒片略炒。

3.加入精盐、白糖，大火翻炒至入味，再用水淀粉勾薄芡，淋入辣椒油炒匀，即可出锅装盘。

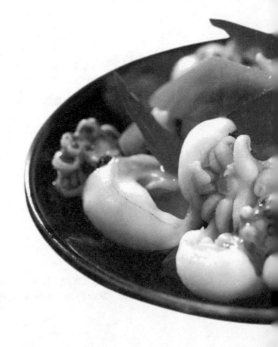

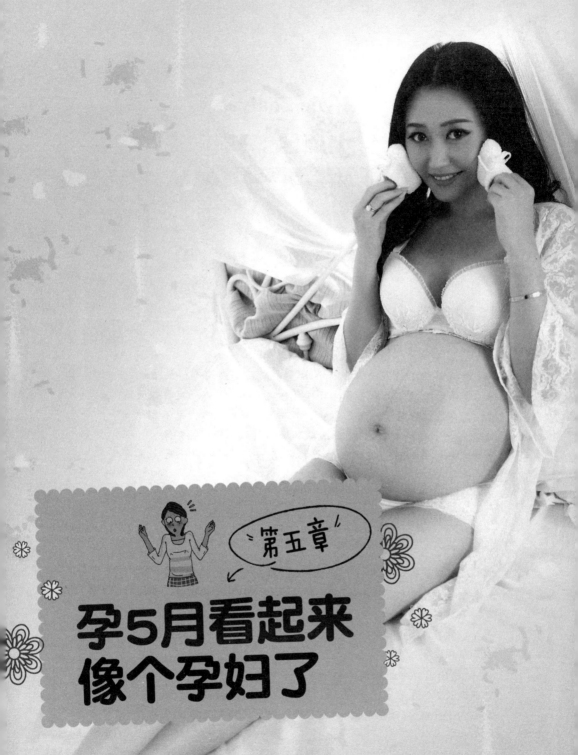

第五章

孕5月看起来
像个孕妇了

Benyue Zhaiyao
本月摘要

每 个 月 的 要 点 总 汇

01 注意外阴的清洁

孕妈妈除了清洗全身以外，最重要的还是外阴部位的清洗。因为怀孕后阴道分泌物增多，有时会感觉痛痒，所以一定要每天清洗。此部位最好用清水洗，尽量少用洗剂，避免坐浴，也不要冲洗阴道，否则会影响阴道正常的酸碱环境而引起感染。洗完澡后，别急着穿上内裤，可穿上宽松的长衫或裙子，等阴部风干后，再穿上，这样可以有效地预防阴部瘙痒。

02 保证充足的睡眠

孕妈妈最好的休息形式即是睡眠，通过适当的睡眠解除疲劳，使体力与脑力得到恢复。如果睡眠不足，可引起疲劳过度、食欲下降、营养不足、身体抵抗力下降、增加孕妈妈和胎儿感染的机会，造成多种疾病发生。但睡眠时间长短，因人而异，有的仅睡5～6小时即可恢复体力与精力，有的则需更长的时间。一般人正常需要8小时的睡眠，孕妈妈因身体发生一系列特殊变化，易感疲劳，可适当延长1小时为宜，一般至少应在8小时。孕晚期，为保持精力充沛，还应在中午坚持1小时左右的午睡。无条件者，至少也应卧位休息半小时。

03 注意胸部的保养

乳房是宝宝的粮食仓库，是孕妈妈性与美的象征。但怀孕以后，由于体内孕激素水平增高，乳腺组织内的腺泡和腺管不断增生，乳房的皮下脂肪渐渐沉积，使乳房的外形有了很大的变化。孕妈妈从怀孕起就要开始呵护自己的乳房，以保证乳房的健美挺拔。

04 乳头保养

孕妈妈要注意对乳头的保养，可以经常用清水擦洗乳头；清洗完后在乳头部位涂一些冷霜膏或橄榄油等，并用拇指和食指按顺时针方向轻轻做按摩乳头及乳晕的动作，直到乳头突出来。这样会有助于产后哺乳，如果乳头结痂难以清除时，还可先涂上植物油或橄榄油，待结痂软化后再用清水清洗，擦洗干净后涂上润肤油，以防皲裂。

第一节

孕妈妈和胎儿的变化

❀

☆ 你身体可能出现的变化

孕17周

孕妈妈食欲已转好，比前几个月要舒服很多。现在孕妈妈的体重可能已经增加了2~4.5千克，胎盘也随之增长。从怀孕16周起，就要开始测定胎动。初次感觉胎动的时间往往因人而异，早的从怀孕16周就可能感觉到，晚的要到20周才能觉察。孕妈妈自己可以感觉到胎动活跃，这是胎儿发育情况良好的表现。

孕18周

由于孕妈妈的腹部在不断地长大，其他脏器也随着子宫的增大和胎儿的发育发生一定的移位。子宫的位置在肠道的上前方，一些孕妈妈会在站立时轻易地触摸到膨胀起来的腹部。此时要开始进行乳头的保养，做些授乳前的准备。

孕19周

同时由于这一时期孕妈妈的心脏和血管正在适应这一阶段的孕期变化，孕妈妈会有点低血压的感觉，注意站起或仰卧时动作要慢，尽量减少不必要的眩晕。随着乳腺的发育和乳房的膨胀，怀孕前用过的胸罩已经不太适合了，会妨碍乳腺的发育，因此要换尺码较大的孕妇专用胸罩。

孕20周

孕妈妈通常会感到腹部、臀部两侧或一侧有比较明显的疼痛感，有些疼痛会延伸到腹部股沟区，这种疼痛现象属正常情况。随着胎儿的长大，从母体吸收的营养越来越多，孕妈妈的营养需求量不断增大，故孕妈妈要注意从饮食中补充各种营养，否则影响胎儿的智力发育及身体生长。

☆ 胎儿的变化

第17周

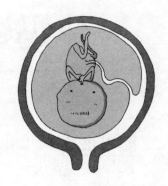

胎儿生长较快，大约有100克重。胎儿已经开始打嗝了，这是胎儿呼吸的先兆。胎儿腿的长度超过了胳膊，手指甲完整地形成了，指关节也开始运动。母体接收到的刺激直接反应至胎儿的动作上，胎儿能够敏锐地感应到母体环境和心态的变化。

第18周

胎儿的身长为12.5～14.2厘米，体重有150克左右。胎儿开始有听觉了，也开始长脂肪了，这样会使胎儿本身的特征更为明显。这个时期，胎儿的骨骼大部分由软骨逐渐变硬。胎儿在子宫内做出各种动作，对外界刺激变得敏感，有时以脚踢妈妈腹部的方式来表达自己的存在。

第19周

胎儿此时有12～15厘米长，重200克左右，全身长出细毛，头发、眉毛、指甲等已齐备。胎头约占身长的1/3，脑袋的大小像个鸡蛋，皮肤变得不透明了。孕妈妈可以明显地感受到胎动。胎儿的心脏搏动更加有力，用听诊器通过腹壁可以听到胎儿心脏的跳动。神经组织已经比较发达，并且开始有了一些感觉。这时胎儿已经具有了吞咽及排尿功能。羊水达400毫升左右。

第20周

胎儿身长14～16.2厘米，重260克左右。肾脏可以产生尿液了，脑部的指示已经可以传达到某些感觉神经。皮肤渐渐呈现出美丽的红色，可以见到皮下血管；呼吸肌开始运动，并有分泌现象。胎儿的大脑皮质机能并未成熟，大脑的机能亦未得到发挥。孕妈妈的兴奋、激动情绪使体内雌性激素发生变化，促使中脑发出信号，可通过血液、胎盘传给胎儿。

第二节

孕妈妈孕期知识课堂

❀────────

☆ 你可能会关心的问题

注意体重增长

怀孕中的女性体重平均要增加10~12.5千克，孕妈妈太过肥胖容易诱发糖尿病、妊娠高血压综合征等，还会对胎儿的发育造成影响。有条件的话，在家中备体重计，1星期称1次。孕中期，每周体重增加不超过500克，别让自己胖得太多，胖得太快。不要每餐进食过多，尤其是不要感到很饥饿时才去吃东西。从孕2月起，体内孕激素逐渐增多，使食管下段控制胃酸反流的肌肉松弛，加之逐日加大的子宫对胃的挤压，使得胃内容物排空减慢，胃液很容易反流到食管下段，刺激损伤食管下段黏膜。

孕中期性生活注意事项

很多孕妈妈对于孕期的性生活有不少疑问与困惑，但只要不过于激烈的话，孕中期的性生活是没有问题的。只是，为防止容易导致流产、破水、细菌感染等症状，要注意准备好避孕套。此外，尽管理论上可以进行性生活，但还是不能和怀孕前一样。孕期阴道充血导致易出血，所以要避免将手指伸入阴道的激烈爱抚和结合时插入过深的体位。

在腹部发胀时、阴道出血时，都要节制性行为。在性生活时出现腹部发胀，就要中止，并安静地休息。

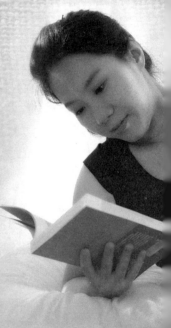

正确的体位

前侧位	侧卧位	前坐位
腿交错着互相抱着。不进行腹部的压迫，结合较浅，以使孕妈妈的腹部安全	侧卧着，从后面抱住的体位。孕妈妈的身体伸展着，不用担心出现压迫腹部的情况发生	相对坐着的体位。可以调节结合的深浅程度，是对于孕妈妈来说更舒适的一种体位方式

错误的体位

后背位	骑乘位	屈曲位
后背位结合较深，也容易对腹部产生压迫，要避免这种体位	孕妈妈在上面的体位，结合较深，会对子宫口产生刺激，要避免这种体位	腿放在准爸爸肩上的体位，对腹部产生压迫，要避免这种体位

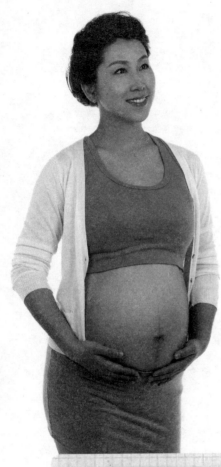

☆ 怎样测量宫高

孕妈妈排尿后，平卧于床上，用软尺测量耻骨联合上缘中点至宫底的距离。一般从怀孕20周开始，每4周测量1次，怀孕28～35周每2周测量1次，怀孕36周后，每周测量1次。测量结果画在妊娠图上，以观察胎儿发育与孕周是否相符。按孕月来说，第1个月末，子宫比孕前略增大一些，像个鸭蛋；第2个月末，如拳头大；第3个月末，子宫底约在耻骨联合上缘2～3横指；第4个月末，宫底达脐和耻骨联合上缘之间；第5个月末，在脐下两横指；第6个月末，平脐；第7个月末，在脐上3横指；第8个月末，在脐和剑突之间；第9个月末，宫底最高，在剑突下两横指；第10个月时，胎头下降入骨盆，宫底下降回复到八个月末水平。

宫高标准参考表			
妊娠周数	下限（厘米）	上限（厘米）	标准（厘米）
满20周	15.3	21.4	18
满24周	22	25.1	24
满28周	22.4	29	26
满32周	25.3	32	29
满36周	29.8	34.5	32
满40周	32	37.5	33

☆ 要适当补钙，补铁吃什么

补钙要持续到什么时候

　　一般而言是哺乳期结束之前，但是要看检查情况，孕期如果不缺钙，可以暂停，哺乳期间，还是要适量补充，如果胎儿长得比较快，那就要加大钙的补充量，也要注意吸收问题。

如何食疗补铁

　　中医强调均衡，通常的红色食物都具有补血的作用，如红枣、花生、红小豆、动物肝脏、蛋黄和胡萝卜等，要多吃猪肝、玉米、黄豆、海带、紫菜、番茄、枣、橘子等，这些含铁量都十分丰富。也可以用猪肝炖汤，清热解毒。

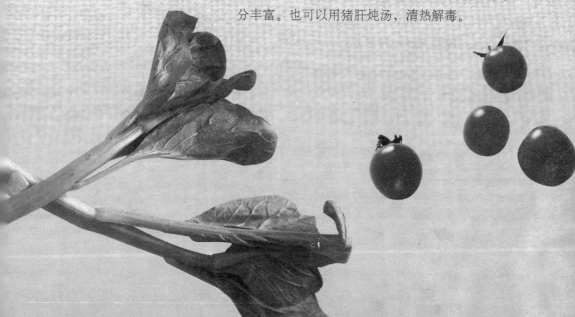

☆ 贫血怎么办

贫血的自我检测

1	有头晕的情况，尤其是坐着突然站起来的时候，两眼发黑，或是眼冒金星
2	经常感觉疲劳，即使活动不多也会感觉浑身乏力
3	偶尔会感觉头晕
4	脸色苍白
5	指甲变薄，并且容易折断
6	呼吸困难
7	心悸
8	胸口疼痛

贫血的原因和调理

随着胎儿的生长，所需要的营养也越来越多，容易导致孕妈妈贫血。即使孕妈妈在怀孕前已经检测没有贫血，到孕期也会有贫血症状的出现。为什么会造成这种情况呢？孕期缺乏铁、蛋白质、维生素B_{12}、叶酸等都可造成贫血，而以缺铁性贫血最为常见。孕产期女性的总需铁量约为900毫克，而食物中的铁仅能吸收10%，一般人每日从膳食中摄取的铁尚能基本维持收支平衡，但对孕妈妈来说，因胎儿生长发育和自身贮备的需要，需铁量必然增多。每日食物中的需铁量应为30~40毫克，一般饮食不可能达到此量。于是，孕妈妈体内贮备的铁被动用，若未能及时补充，或者入不敷出，就会出现贫血。

定期检查	在孕期里应定期检查血红蛋白、红细胞计数，有贫血症状及时发现
饮食调理	多吃含铁丰富的食物，并保证维生素B_{12}、叶酸的摄入。在孕妈妈日常菜单中，多加入一些动物的肝、肉类、蛋类、豆类及豆制品、牛奶、绿叶蔬菜、水果等，补充铁元素。对于中度或重度贫血患者，光靠饮食调节是不够的。可在医生的指导下服用一些铁剂
服用维生素C	维生素C能够促进铁元素的吸收，多吃含维生素C的蔬菜、水果，或者补充维生素片也是必不可少的

☆ 预防妊娠高血压综合征

在孕20周以后，如果有血压升高、水肿，孕妈妈就应该注意了。血压高的孕妈妈，血液流通不畅，会出现头晕、眼花、胸闷及恶心呕吐的症状，而且母体不能顺利向胎盘供给营养，从而导致胎盘功能减退，造成胎儿所需的营养和氧气的不足、发育不全，甚至出现死胎。

定期检查

定时做产前检查是及早发现妊娠高血压综合征的最好方法。每一次检查，医生都会称体重、测量血压并验尿，还会检查腿部水肿现象。这些是判别妊娠高血压综合征的重要指标，如有异常，医生会及时诊治。

自我检测

孕妈妈要经常为自己量血压、称体重，尤其是在孕36周以后，每周都应观察血压和体重的变化。

避免过劳

避免过度劳累，保证休息时间，每天的睡眠时间应保证8小时左右，降低妊娠高血压综合征的发生概率。

保证营养

大量摄取优质蛋白质、钙和植物性脂肪，蛋白质不足时会弱化血管，加重病情，同时注意摄取有利于蛋白质吸收的维生素和矿物质。

减少盐分

盐分摄入过多会导致血压升高，影响心脏功能，引发蛋白尿和水肿。因此要严格限制食盐的摄取，每天不要超过7克。

及时就医

如果出现妊娠高血压综合征，需用药物治疗，若胎盘功能不全日益严重并接近临产期，医生可能会决定用引产或剖宫产提前结束妊娠。

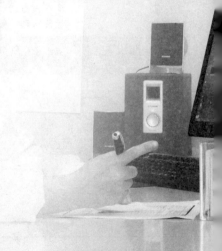

☆ 需要去做唐氏筛查

唐氏筛查

从第二次产检开始，孕妈妈每次必须做基本的例行检查，包括称体重、量血压、问诊及听胎儿的胎心音等。此外孕妈妈可以在孕16周以上时，抽血做唐氏征筛检（但以孕16~18周最佳），并看第一次产检的验血报告，通常医生会建议孕妈妈都选择这项检查。唐氏综合征又称"先天愚型"或"21三体综合征"，特指21号染色体由正常2条变成3条，是我国发生概率最高的出生缺陷之一。患唐氏综合征的胎儿大多为严重智能障碍，并伴有其他问题，如先天性心脏病、白血病、消化道畸形等，平均存活年龄只有20~30岁，智商一般在20~50。

唐氏筛查注意事项

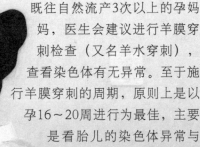

如果唐氏征筛检后显示属于高危人群的人，比如患有遗传病的、怀孕年龄大于35岁、经常接触有毒物质的、接触大剂量放射线、在怀孕期间得过风疹以及既往自然流产3次以上的孕妈妈，医生会建议进行羊膜穿刺检查（又名羊水穿刺），查看染色体有无异常。至于施行羊膜穿刺的周期，原则上是以孕16~20周进行为最佳，主要是看胎儿的染色体异常与否。关于体重的增加，以每周增加不超过500克为最理想状态。

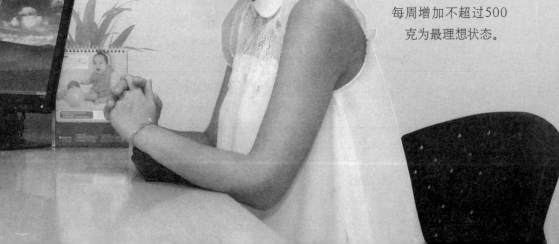

第三节

孕妈妈营养餐单

❀

☆ 我需要注意的营养需求

芹菜，调节失眠

有些孕妈妈为了免受失眠的困扰，会选择服用安眠药，但是大多数具有镇静、抗焦虑和催眠作用的药物，对胎儿或新生儿都会产生不利影响，所以这是绝对禁止的。平时可以选择一些具有镇静、助眠作用的食物进行食疗，如芹菜可分离出一种碱性成分，对孕妈妈有镇静作用，有安神、除烦的功效。如果睡眠质量差到忍无可忍的程度，孕期可以适当选用安神的中药。但一定要在医生的指导下服用，同时不可连续服用超过1个星期。

预防妊娠高血压综合征

1.首先控制体重以防过胖。怀孕前已经肥胖的女性，必须严格控制热量的摄取，但还要保证营养的充足。

2.要注意观察自觉症状，如果出现头晕、眼花、眩晕、恶心、呕吐、尿量和排尿次数减少、视物模糊等情况，应及时与医生联系。

3.饮食上必须多吃优质蛋白质、蔬菜、水果、鱼、乳制品；少吃过咸的食物、动物性脂肪、谷类、辛辣食物及有强烈刺激性气味的调味品。

4.要保持心情愉快，经常做适量的活动。但不能做剧烈的、沉重的运动和工作。

5.孕妈妈如果感到身体有些疲累，应立即休息，以保证充足的睡眠。

☆ 我的美味孕期餐单

家味宫保鸡丁

原料 鸡腿2只(约400克)，炸花生仁50克，青椒粒、红椒粒各30克，花椒10粒，葱末10克，姜末、蒜末各5克，精盐、酱油、料酒、香油各1小匙，白糖、米醋、淀粉各2小匙，水淀粉2大匙，植物油3大匙。

做法 1.将鸡腿去骨，洗涤整理干净，切成2厘米见方的小丁，加入少许精盐、料酒、淀粉拌匀，腌渍5分钟。

2.碗中加入葱末、姜末、蒜末、精盐、白糖、米醋、酱油、水淀粉和适量清水调成味汁；锅中加入植物油和香油烧热，下入花椒粒炸出香味，捞出花椒粒不用，然后下入鸡肉丁炒至变色，加入青椒粒、红椒粒炒匀。

3.倒入调好的味汁，大火翻炒至入味，撒入炸花生仁炒匀，出锅装盘即可。

胡萝卜烧鸡

原料 母鸡1只（约1000克），胡萝卜300克，精盐1/2小匙，料酒1匙，豆瓣酱3大匙，大葱15克，姜10克，玉米淀粉1大匙，植物油100克。

做法 1.宰杀好的肉鸡剖开脊背，去掉内脏并洗净；连肉剁成3厘米大小长方块；胡萝卜去皮切成滚刀块。

2.锅烧热加油，放葱、姜稍煸，倒入鸡块煸炒至白色；加豆瓣酱、精盐和料酒再加清水，烧开。

3.撇去浮沫移至小火上烧10分钟，加入胡萝卜再烧1分钟；勾芡汁即可装盘食用。

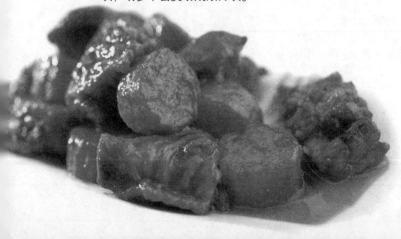

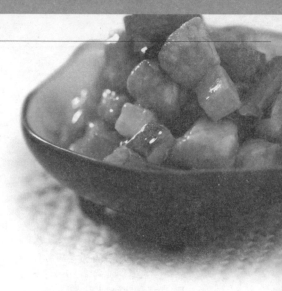

果仁肉丁

原料 猪瘦肉500克，黄瓜丁50克，熟花生仁30克，胡萝卜丁20克，鸡蛋1个，红干椒段10克，葱末、蒜末、姜末、精盐、白糖、香油、酱油、淀粉、水淀粉、植物油各适量。

做法 1.猪肉洗净、切丁，加入酱油、精盐、鸡蛋液、水淀粉抓匀，再下入热油中略炸，捞出。

2.取小碗，加入酱油、精盐、白糖、淀粉、清水调成味汁。

3.锅中加底油烧热，先入葱、姜、蒜、红干椒炒香，再放入猪肉、胡萝卜、花生仁、黄瓜炒匀，然后倒入味汁炒至入味，淋入香油即成。

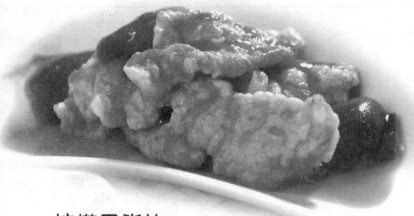

柠檬里脊片

原料 猪里脊肉250克，青椒片25克，香菜10克，大蒜泥1小匙，鸡蛋清30克，料酒2小匙，精盐1/2小匙，柠檬汁75克，白糖6小匙，白醋7小匙，干淀粉40克，水淀粉4小匙，植物油750克（耗75克）。

做法 1.将猪里脊肉洗净，切成柳叶薄片，加精盐、绍酒、鸡蛋清、干淀粉拌匀成糊浆状备用。

2.将柠檬汁、精盐（1/2小匙）、白糖、白醋兑成调味汁。

3.炒锅放旺火上，放入植物油烧至五六成热时，将里脊片理齐逐片投入热油里炸至淡黄色，外皮略脆、里面保持软嫩时，放入青椒片同炸一下，立即倒出沥干油；锅里留油25克，放入蒜泥煸香，加入柠檬汁，放入水淀粉推匀，将里脊片、青椒回锅，淋明油翻匀，盛出装盘里，盘边上放香菜，即可上桌。

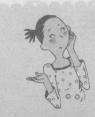

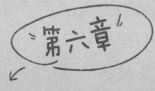

第六章

孕6月感觉最舒服了

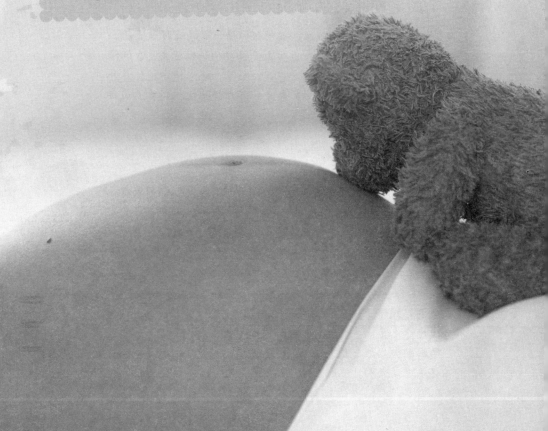

Benyue Zhaiyao
本月摘要
每个月的要点总汇

01 避免做危险动作

如站在小凳子上够取高处的东西、长时间蹲着做家务、双手抬重东西、做使腰部受压迫的家务。住在高层建筑里的孕妈妈，在没有电梯时应尽量减少上下楼的次数，爬楼梯易增加脊髓压力及造成膝关节损伤。

02 养成定期排便的习惯

孕妈妈在孕中期肠蠕动减弱、肠管张力降低、子宫压迫直肠、运动量减少，很容易发生便秘。为防止便秘，孕妈妈可多吃含纤维素的蔬菜、水果，如芹菜、韭菜、香蕉、梨等；还应适当进行户外活动，坚持每日做适量的运动，如散步、做广播体操；还要养成每天定时排便的习惯。

03 继续控制好体重

进入孕中期，孕妈妈的体重应每个月增加2千克，但是也有体重增加超过3千克的情况。体重的过分增加，会导致难产、胎儿发育停止、妊娠糖尿病、妊娠高血压综合征等，所以要特别注意控制体重。

● 计算体重的标准

每个孕妈妈体重增加的程度各不相同，所以不必因为你比其他孕妈妈胖很多或瘦很多而担心。孕早期孕妈妈一般只会增重0.9~2.3千克；在怀孕中期大约增重6千克；怀孕晚期约增重5千克。

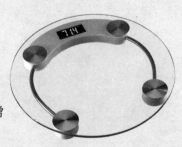

BMI=体重千克数/身高米数的平方

例：体重54千克，身高1.6米，BMI=$54/1.6^2 \approx 21.09$

孕期体质增加量（千克）	孕前体质指数（BMI）
增重8～11	BMI ≥ 28
增重10～12	BMI在24～28
增重11.5～12.5	BMI在18.5～24
增重13～15	BMI < 18.5

● 体重问题

有些孕妈妈会出现水肿，这会导致体重的增加。水肿主要是由于血管扩张和血流加速，但也有少数与肾脏、心脏、肝脏功能紊乱或者循环不良有关。经常锻炼、穿宽松的衣物可以改善血液循环。

● 控制体重，加强运动

这个时期，胎儿还不是很大，孕妈妈也不是很笨拙，所以孕中期适当增加运动量是非常适合的时期。

运动	作用
游泳	游泳可以锻炼孕妈妈的全身肌肉，促进血液循环，能让胎儿更好地发育。同时，孕期经常游泳还可以改善情绪，减轻早孕反应，对胎儿的神经系统有很好的影响
散步	散步也是一种很好的运动方式，既能促进肠胃蠕动，还能增加耐力，耐力对分娩是很有帮助的。散步的速度最好控制在每小时4千米，每天1次，每次30～40分钟，步行的速度和时间要循序渐进
体操	即使在家中持续做一些简单的体操运动也能取得很好的效果。体操可以消除压力、防止肥胖、锻炼肌肉和关节，并且有助于顺产

04 本阶段最好不要亲自开车

肚子大了最好不要开车，一般来说，怀孕6个月以前开车对孕妈妈和胎儿的影响并不大，只是长时间保持坐姿，会影响下肢的血液循环。在开车时可以把座位调后，离方向盘远一点儿，同时注意开窗通风，也可以在路上放些愉快的音乐给胎儿胎教。6个月以后最好不要开车，方向盘很容易顶到肚子，上下车也不方便，容易损伤肚子，导致胎盘早剥，母婴都有危险。

05 出现宫缩了

在孕中期，有的孕妈妈会出现子宫不规则的无痛性收缩，可由腹部摸到，孕妈妈自己也能感觉到，但这种宫缩，无规律，并且无痛，这是正常现象。如果不出现加重，无明显腹痛，无阴道流血，可不做处理，如疼痛加重并出现阴道流血、流水，则有可能发生早产，需要找医生处理。

06 小腿经常抽筋

腿部抽筋是因胎儿骨骼发育需要大量的钙、磷，而孕妈妈的钙补充不足或血中钙、磷浓度不平衡，从而发生腿部肌肉痉挛。此时的孕妈妈腿部肌肉的负担要大于其他部位，当体内缺钙时，肌肉的兴奋性增强，因此更容易发生肌肉痉挛。

如果日常饮食中钙及维生素D含量不足，或缺乏日照，会加重孕妈妈身体中钙含量的缺乏。

孕妈妈发生小腿抽筋时，要按摩小腿肌肉，或慢慢将腿伸直，可使痉挛慢慢缓解。为了防止夜晚小腿抽筋，可在睡前用热水洗脚……总之，使小腿蹬直、肌肉绷紧，再加上局部按摩小腿肌肉，即可以缓解疼痛。

	腿部抽筋的注意事项
1	需注意不要使腿部的肌肉过度疲劳
2	不要穿高跟鞋
3	睡前可对腿和脚进行按摩
4	平时要多摄入一些含钙及维生素D丰富的食品
5	适当进行户外活动，接受日光照射
6	必要时可加服钙剂和维生素D

需要指出的是，决不能以小腿抽筋作为需要补钙的指标，因为个体对缺钙的耐受值有所差异，所以有些人在钙缺乏时，并没有小腿抽筋的症状。

07 出现胃灼热的情况

产生胃部灼烧感的原因与食管反流有关，而且，随着怀孕月份的增大，发病概率也提高。由于子宫体积逐渐增大，腹腔内压力和胃内压力升高，胃内容物就容易倒流入食道下段，出现食物反流现象。在反流时，带有胃酸的胃内容物刺激和损伤了食道黏膜，从而产生胃部灼烧感觉。

此外，在孕中、后期时，由于孕激素分泌增加，可影响食道蠕动，减缓食管对反流物的清除，不利于减轻反流性食管炎的病情。当卧位、咳嗽和用力排便时，腹腔压力升高，也可加重食管反流。如再食酸性或辛辣刺激性食物，会进一步刺激黏膜，使炎症症状加重。

$$第一节$$

孕妈妈和胎儿的变化

❀

☆ 你身体可能出现的变化

孕21周

孕妈妈的子宫顶部达到肚脐的位置，肚脐可能会突出。胎动更加清楚，当胎儿睡觉时，两条胳膊弯曲地抱在胸前，双膝前踢腹部。这一时期由于子宫增大压迫盆腔静脉，会使孕妈妈的下静脉血液回流不畅，引起双腿水肿，足、背及内、外踝部水肿，下午和晚上水肿加重，早晨起床时减轻。

孕22周

孕妈妈的腹部越来越大，胎动更加清楚。此时阴道分泌物增多，呈白色糊状。由于钙质等成分被胎儿大量摄取，有时会出现牙痛或口腔炎。虽然初产的妈妈对胎动不很敏感，但在此阶段，几乎所有的孕妈妈都会感到胎动。到了这个时期，应当穿孕妇内衣了，而且要开始准备婴儿用品。

孕23周

由于子宫的位置日益增高压迫到肺，孕妈妈会在上楼时感到吃力呼吸相对困难。这时候建议孕妈妈要注意穿宽松的衣服和鞋。由于孕激素的作用，孕妈妈的手指、脚趾和全身关节韧带也变得松弛。本周的胎动次数增加，胎儿的心跳十分有力。

孕24周

现在你的饮食还是要有节制，尽量食用健康食品来替代可能给胎儿带来损害的食物。注意此阶段孕妈妈因缺乏微量元素及维生素很容易出现口腔炎，有的出现龋齿，当然这与内分泌变化、激素水平改变及缺钙有关，如果有症状应及时到口腔科治疗。同时注意口腔卫生，保护牙齿，并适当补充钙和维生素D。

☆ 胎儿的变化

孕21周

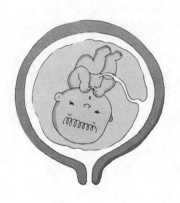

　　胎儿约18厘米长，重300克左右。一层乳白色的皮脂裹住胎儿，保护胎儿的皮肤不受羊水的刺激。胎儿运动能力提高，有时过于剧烈导致孕妈妈晚上无法入睡，此时胎儿呼吸运动不规则，通过B超可看到胎儿两手在脸部前面握手，手指触摸嘴唇而产生反射动作——开口动作，渐渐由反射转为自然动作。

孕22周

　　胎儿身长大约19厘米，体重为350克。头盖骨、脊椎、肋骨及四肢的骨骼进一步发育。胎儿吞咽羊水时，其中少量的糖类可以被肠道所吸收，然后再通过消化系统运送到大肠。这个时期胎儿的骨骼完全形成，关节也很发达，胎儿能抚摸自己的脸部、双臂和腿部，甚至能低头。

孕23周

　　胎儿的体重已经达到450克左右，而且为了呼吸做准备，肺部内的血管会进一步发育，胎儿经常张开嘴，重复喝羊水和吐羊水的动作，通过这样的过程，胎儿逐渐熟悉寻找妈妈乳头的反射性动作。

　　胎儿对外部声音更加敏感，而且很快熟悉经常听到的声音，因此，从孕妈妈的子宫中已开始接触外部声音，所以出生后不会被日常噪声吓坏。

孕24周

　　24周的胎儿看起来已经像一个微型宝宝了，他的身长大约21厘米，体重约540克。胎儿的五官已发育成熟，他的嘴唇、眉毛和眼睫毛已经各就各位，清晰可见，视网膜也已形成，具备了微弱的视觉。此时胎儿的胰腺及激素的分泌也正在稳定的发育过程中。在胎儿的牙龈下面，恒牙的牙胚也开始发育了，孕妈妈需要多补钙，为宝宝将来能长出一口好牙打下基础。

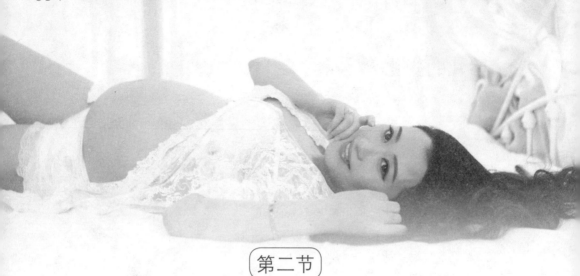

第二节

孕妈妈孕期知识课堂

☆ 预防妊娠糖尿病

妊娠糖尿病会使孕妈妈平时正常的血糖值突然变高，但孕妈妈却没有任何不适的感觉。通常情况下，我们的身体会把所吃的食物分解成葡萄糖，并制造胰岛素，用来提取血液里的葡萄糖，然后转运到体内的细胞满足胎儿的需求。如果胰岛素分泌不足，加上孕妈妈在孕期进食增多、运动减少、体重增加，所以大部分孕妈妈极容易患上妊娠糖尿病。

如果对妊娠糖尿病置之不理，孕妈妈极容易发生感染、流产、早产、死产、羊水过多等。在婴儿出生后也可能患有低血糖及黄疸病，患上新生儿呼吸窘迫综合征的风险也较高。所以，孕妈妈最好在孕18～32周到医院检查，且要特别咨询妇产科和糖尿病专科医生。

严格控制热量

孕早期不需要特别增加热量，中、后期必须依照孕前所需的热量，再增加300千焦/日，注意不要过量饮食。

少量多餐

一次进食大量食物会造成血糖快速上升，且母体空腹太久时，容易产生酮体，导致血糖失衡。所以要少量多餐，将每天应摄取的食物分成5～6餐，特别要避免晚餐与隔天早餐的时间相距过长，睡前要补充点心。

正确选择糖类

应尽量避免加有蔗糖、白糖、果糖、葡萄糖、冰糖、蜂蜜、麦芽糖的含糖饮料及甜食，可避免餐后血糖快速的增加。尽量选择纤维含量较高的未精制主食，可更有利于血糖的控制。

注重蛋白质摄取

如果在孕前已摄取足够营养，孕早期不需增加蛋白质摄取量。孕中期、后期每天需增加蛋白质的量各为6克、12克，多吃鸡蛋、牛奶、深红色肉类、鱼类及豆浆、豆腐等黄豆制品。最好每天喝至少两杯牛奶，以获得足够钙质，但千万不可以把牛奶当水喝，以免血糖过高。

多摄取纤维质

多摄取高纤维食物，多吃蔬菜、水果，不要喝果汁等，可延缓血糖的升高，帮助血糖的控制，也比较有饱足感。但千万不可无限量地吃水果。

减少油脂摄入

烹调用油以植物油为主，减少油炸、油煎、油酥食物，以及动物皮、肥肉等。

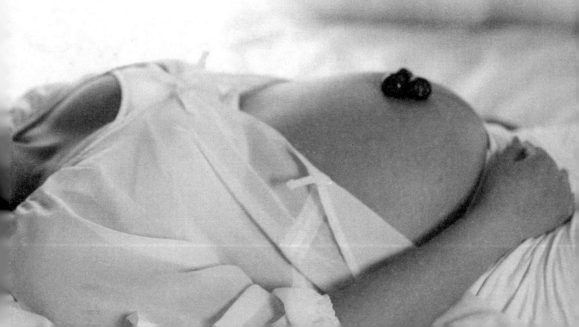

☆ 谨防巨大儿和低体重儿

巨大儿是指胎儿出生后体重达到或者超过了4000克以上的婴儿。低体重儿是指胎儿出生后体重低于2500克的婴儿。巨大儿的产生与遗传有关，同时也与母亲患糖尿病有关。同时有专家认为，巨大儿与母亲在怀孕期间的饮食营养过剩有关系。低体重儿则主要是孕妈妈营养不良或者孕期高血压所致，并且他们出生后由于自身体温偏低，需要在保温箱里度过。

保持身心愉悦

孕妈妈身心愉悦也是预防巨大儿和低体重儿的重要措施之一。准爸爸帮助妻子每天保持愉悦的心情，这样身体的代谢以及物质循环就会更加正常，同时孕妈妈的食欲也会更加旺盛，从而保证营养物质的有效补充。胎儿感受到母亲愉悦的心情后，自己也会感到很开心，这样他会尽力向着健康、平衡的方向发展。

营养均衡

孕妈妈怀孕期间糖代谢紊乱容易导致妊娠糖尿病，而妊娠糖尿病是许多产妇生出巨大儿的主要原因，调节糖代谢的最好方法就是食疗。孕妈妈可以通过均衡科学的饮食搭配，对自己的身体状况加以改善。食用一些粗粮，尽量减少盐分以及糖的摄入量，三餐规律，遵循少食多餐的原则。至于预防低体重儿，主要则是及时补充孕妈妈所需的各种营养物质。怀孕期间的女性千万不可以偏食，为了腹中胎儿的生长发育，饮食方面的科学搭配和正常摄取一定不能荒废。特别是孕8周以后，孕妈妈就需要完全放弃原先的减肥计划，尽己所能为孩子的成长做好身体营养方面的补充。

远离垃圾食品

薯条等油炸食品以及奶油蛋糕往往是许多现代女性的最爱，这些食品不仅较油腻，而且特别是油炸食品还含有致癌物质，怀孕期间的女性最好避而远之。

巨大儿和低体重儿的身体条件以及智力发育都要比正常婴儿差一些，因此为了下一代的健康，孕妈妈一定要努力改变自己的饮食习惯，即便是在开始的时候有诸多不适应，但只要有决心改变，并坚持身体力行，是会有一些效果的。

散步及做适当的运动

母亲腹中的胎儿过大非常不利于自然分娩，多数情况下要采用剖宫产的方式。即便可以选择自然分娩，也会给孕妈妈的身体造成沉重的负担。因此孕妈妈一定要注意多散步，并且通过孕妈妈瑜伽等增强自身的体质。这不仅可以给分娩提供帮助，还可以有效预防巨大儿和低体重儿的形成。

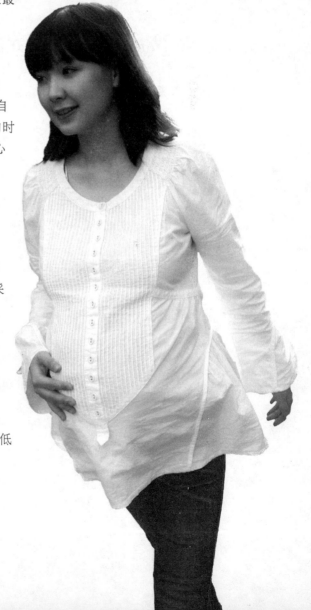

第三节

孕妈妈营养餐单

❀

☆ 我需要注意的营养需求

铁元素补对才有效

多吃富含铁的食物

孕期要注意多吃瘦肉、家禽、动物肝及血(鸭血、猪血)、蛋类等富含铁的食物。豆制品含铁量也较多，肠道的吸收率也较高，要注意摄取。主食多吃面食，面食较大米含铁多，肠道吸收率也比大米高。

多吃有助于铁吸收的食物

水果和蔬菜不仅能够补铁，所含的维生素C还可以促进铁在肠道的吸收。因此，在吃富含铁的食物的同时，最好一同多吃一些水果和蔬菜，也有很好的补铁作用。孕妈妈最好鸡蛋和肉同时食用，可以提高鸡蛋中铁的利用率。或者鸡蛋和番茄同时食用，番茄中的维生素C可以提高铁的吸收率。

不要贪吃冷食

孕妈妈在怀孕期胃肠对冷热的刺激非常敏感，贪吃冷食容易引起嗓子痛哑、咳嗽、头疼、食欲缺乏、消化不良、腹泻，甚至引起胃部痉挛。胎儿在子宫内也会躁动不安，导致胎动频繁。因此，孕妈妈吃冷食一定要有节制。

工作餐尽量按时吃

由于职业性质的缘故，有些孕妈妈无法保证正常上下班或按时吃工作餐等，生活很不规律。即使工作不定时，工作餐也应按时吃，不要贪图方便，吃泡面等一些没有营养的食物。规律的饮食对孕妈妈和胎儿的成长是非常必要的。

晚餐"三不宜"

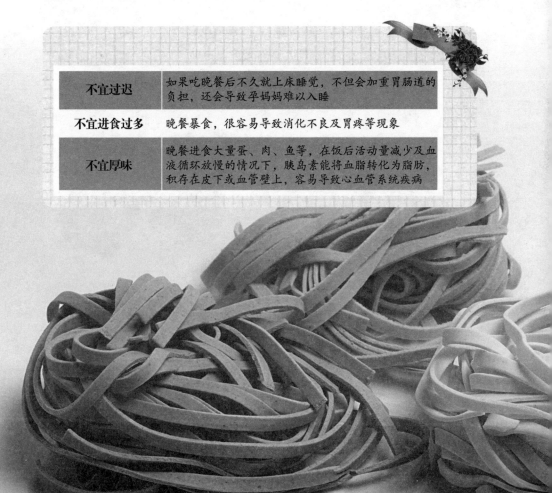

不宜过迟	如果吃晚餐后不久就上床睡觉，不但会加重胃肠道的负担，还会导致孕妈妈难以入睡
不宜进食过多	晚餐暴食，很容易导致消化不良及胃疼等现象
不宜厚味	晚餐进食大量蛋、肉、鱼等，在饭后活动量减少及血液循环放慢的情况下，胰岛素能将血脂转化为脂肪，积存在皮下或血管壁上，容易导致心血管系统疾病

罐头

有些还在工作的孕妈妈图方便省事，经常购买一些罐头食用。可是，专家认为这样做会不利于身体健康。因为，罐头食品在制作过程中都加入一定量的添加剂，如人工合成色素、香精、防腐剂等。尽管这些添加剂对成人健康的影响不大，但孕妈妈吃得过多也会对胎儿不利。

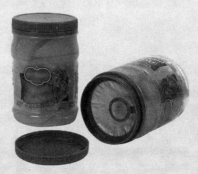

街头食品

包括烤羊肉串、酸辣粉、烤白薯等食品。烧烤、煎炸类食品含有致癌物质——苯并芘，这点大家都知道。对于孕妈妈来说，烧烤、煎炸类肉食，若没有彻底熟透，还存在弓形虫的威胁！街头小贩制作的低成本酸辣粉，更是含有明矾（学名硫酸铝钾的物质），其在水溶液中游离出大量易被人体吸收的铝离子，摄入过量的铝，能直接破坏神经细胞的遗传物质和DNA（脱氧核糖核酸）的功能，使脑细胞发生退化性病变。并可以通过胎盘侵入胎儿大脑，增加痴呆儿的发生概率。

小贴士！

罐头食品营养价值并不高，经过高温处理后，食物中的维生素和其他营养成分都已经受到一定程度的破坏。

☆ 我的美味孕期餐单

鲜奶玉米笋

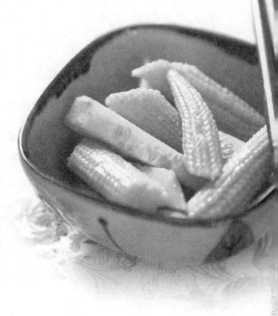

原料 鲜奶100克，玉米笋5个，植物油、白糖、精盐、水淀粉各适量。

做法 1.把每个玉米笋切半，放入热水锅内略烫捞出，控干水分。

2.锅置火上，烧热加植物油，油热后放入面粉炒开，添少许汤，加入鲜牛奶、白糖、精盐及烫好的玉米笋，用小火烧至入味后，用水淀粉勾芡，芡熟时淋入奶油，出锅装盘即成。

彩色蔬菜汤

原料 胡萝卜1根，豌豆、红腰豆、玉米粒各30克，百合50克，豇豆100克，洋葱半个，蒜末少许，精盐适量，番茄酱、植物油各2大匙。

做法 1.胡萝卜洗净，切成丁；豇豆洗净，切成段；洋葱去皮，洗净，切小块；百合洗净，切小块。

2.红腰豆洗净，用清水浸泡一晚，连泡豆子的水一起煮沸，转小火煮至豆子熟软，捞出控水。

3.炒锅烧热，加植物油，六成热时放入洋葱块、蒜末、番茄酱、豇豆翻炒，再加入清水，放入豌豆、红腰豆、玉米粒、百合，加精盐调味，再煮10分钟即可。

红焖小土豆

原料 小土豆500克，五花肉100克，青尖椒50克，精盐、酱油、糖、干辣椒粉各1/2小匙，八角5克，醪糟10克，植物油30克。

做法 1.将五花肉切成厚片；小土豆洗净；葱姜切段备用。

2.将五花肉放入平锅，煎出油至香，放入八角、干辣椒粉、精盐、白糖、醪糟、清水、酱油煮开。

3.煮开后，将小土豆放入煮熟至汁干，煎上色即可。

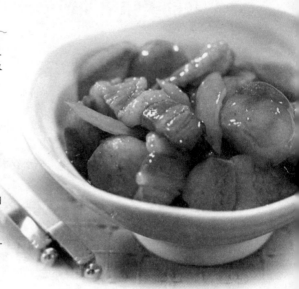

干煸土豆片

原料 土豆500克，香菜段50克，干红辣椒丝10克，蒜末5克，精盐、白糖、花椒油、香油各1/2小匙，植物油75克。

做法 1.将土豆去皮、洗净，切成片备用。

2.坐锅点火，加油烧至七成热，放入土豆片炸成金黄色，捞出沥油待用。

3.锅中留少许底油烧热，先放入干红辣椒丝、蒜末炒出香味，再放入土豆片，加入精盐、白糖，用小火炒约2分钟，然后撒上香菜段，淋入花椒油、香油，即可出锅装盘。

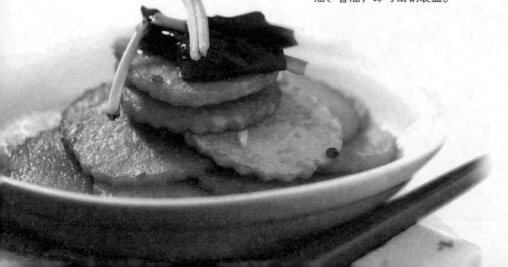

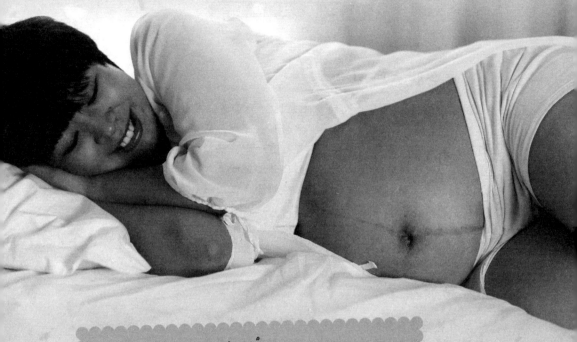

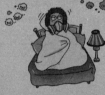

第七章

孕7月
入睡困难

Benyue Zhaiyao
本月摘要
每 个 月 的 要 点 总 汇

01 学会腹式呼吸

到这个时候，对于长大的胎儿来说，子宫这个摇篮好像已经显得狭窄了，这个时候，孕妈妈要学会腹式呼吸，它可以将充足的氧气输送给胎儿。正确的姿势是：背后靠一小靠垫，把膝盖伸直，全身放松，把手轻轻放在肚子上。然后开始做腹式呼吸，用鼻子吸气，直到肚子膨胀起来；吐气时，把嘴缩小，慢慢地、有力地坚持到最后，将身体内的二氧化碳全部吐出。注意吐气的时候要比吸气的时候用力，并且要慢慢地吐。每天做3次以上。

02 勤加按摩

在身体较易出现妊娠纹的部位，勤加按摩擦拭，可以保湿、滋润肌肤，减少胀大、干痒的感觉，使皮肤的延展性变大，还可以趁机跟腹中宝宝交流情感。记住，按摩最好持续到产后3个月，效果会更好。

03 一定量的运动

前面已经多次提到散步是适合孕期全过程的一项运动项目，而且适合于所有的孕妈妈，所以此期的孕妈妈还应该进行散步。

在散步的同时还可以和胎儿说话，对胎儿进行胎教。

适合此期孕妈妈的运动还有孕妈妈操。孕妈妈通过做孕妈妈操可以防止由于体重增加和重心变化引起的腰腿疼痛。能够松弛腰部和骨盆的肌肉。为将来分娩时胎儿能顺利通过产道做好准备。

04 合理食用补品

　　有些孕妈妈为了胎儿大脑的发育，大量食用补品。其实，补品用多了往往会起到相反的作用，可能造成流产或死胎。特别是人参，孕妈妈服用后会加重孕吐、水肿和妊娠高血压综合征等。有些孕妈妈发生先兆流产就是因为食用了人参、桂圆等补品引起的。

　　桂圆也要少吃或不吃，就连鹿茸、鹿胎膏、鹿角胶等温热大补之品在孕期间也不宜使用。孕妈妈适宜的补品就是饮食中的蛋白质、维生素、微量元素。

05 耻骨疼痛

　　怀孕后在激素的作用下骨盆关节的韧带松弛，耻骨联合之间的缝隙可加宽0.3~0.4厘米，使骨盆容积在分娩时略有增加，便于胎头通过，这是正常现象。如果韧带松弛超过了限度，耻骨间隙能够插进指尖，说明耻骨联合分离，就不正常了。有时并发纤维软骨炎，往往痛得很厉害，这种现象多出现在怀孕最后1~2个月。

　　出现这种情况，一定要让孕妈妈减少活动甚至卧床休息直到分娩，临近产期时估计胎儿大小，正常大小的胎儿可从阴道分娩，但要避免使用产钳、胎头吸引器等助产手术，以免加重分离。如果胎儿过大，或骨盆狭窄则应考虑剖宫产。产后激素作用消退，韧带张力逐渐恢复，产妇仍要卧床1~2个月才能正常活动。另外，用弹性腹带或弹性绷带固定骨盆可有所帮助。

第一节

孕妈妈和胎儿的变化

☆ 你身体可能出现的变化

孕25周

孕妈妈体重增加速度会变快，从现在起，穿不加束缚的衣服会更舒服。另外，与前几个月相比孕妈妈会觉得相对舒服些。孕妈妈要注意站立时两腿要平行，把重心放在脚心上，走步时要抬头挺胸，下颌微低，后背直起，要踩实走路，上下楼时切忌弯腰或腆肚。

孕26周

孕妈妈的腹部越来越大，胎动能感觉得更加清楚。腹部隆起明显，宫底上升到脐上1~2横指，子宫高度为24~26厘米，身体为保持平衡略向后仰，腰部易疲劳而疼痛。腹部由于过度膨隆可出现少许的妊娠纹。增大的子宫压迫盆腔静脉，使下腔静脉曲张更加严重，便秘和痔疮也会随之而来。

孕27周

此阶段对孕妈妈来说，安心舒服的睡眠将是一种奢侈，去卫生间、吃零食以及胎儿的运动都使孕妈妈的睡眠支离破碎。睡眠不好的你可能会心神不安，经常做一些记忆清晰的噩梦，试着向丈夫或亲友诉说你的内心感受，他们也许能够帮助你放松下来。

孕28周

受激素水平的影响，髋关节松弛而导致步履维艰。这时，孕妈妈的心脏和肾脏的负担明显增加，有些人可发生水肿、血压增高和蛋白尿，这些是妊娠高血压综合征的主要表现，尤其值得引起警惕，同时孕妈妈务必做贫血检查，若发现贫血一定要在分娩前治愈。

☆ 胎儿的变化

第25周

胎儿约重700克，听力已经形成，对外界声音的反应比较敏感，例如孕妈妈心跳的声音或者肠胃蠕动的声音，胎儿都能听见。当你给胎儿播放节奏感强烈的现代音乐时，胎动会增加且幅度增大，显得躁动不安，所以平时要尽量远离使胎儿躁动不安的声音，比如开得很大的音响声、邻家装修时的电钻声等。

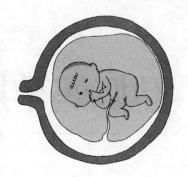

第26周

胎儿体重约900克，舌头上的味蕾正在形成。胎儿不喜欢强光，胎儿的听觉也有发展，不仅对孕妈妈的声音，且对各种声音都有所反应。长大的胎儿会把自己的大拇指或其他手指放到嘴里去吮吸。但是，目前胎儿的吮吸力量还不够大。

第27周

27周的胎儿"表情"已经非常丰富了，不仅经常会哭会笑，还会眨眼睛。现在胎儿的体重在1000克左右，坐高约为24厘米。这个时候胎儿的大脑对触摸已经有了反应。这个时期胎儿开始出现情绪的变化，而且能感应到孕妈妈的情绪变化，当孕妈妈情绪低落时，胎儿也开始忧伤，当孕妈妈心情愉快时，胎儿也会跟着开心。

第28周

胎儿身体长35厘米，体重1 200克。胎儿吞咽羊水时，其中少量的糖类可以被肠道所吸收，然后再通过消化系统运送到大肠。

下眼睑开始分开，眼睛能够睁开了，开始练习看物和聚焦。此外胎儿鼻孔已发育完成，神经系统进一步完善。

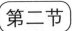

第二节

孕妈妈孕期知识课堂

☆ 孕期便秘怎么处理

保持正常的饮食习惯

孕妈妈一定要加强对早餐的重视，避免空腹喝牛奶，在食物方面应选择纤维素比较多的糙米、麦芽、全麦面包等，或者食用新鲜的水果蔬菜。忌食辛辣或者碳酸饮料等。

多喝水

孕妈妈应保持补充适量的水，当人体中水分不足时，就会使便秘加重。如果身体中水分不足，粪便就无法形成。所以补充适量的水是减轻便秘的重要方法之一。

养成定时排便的习惯

当大脑收到信号产生排便意向时，应及时去解决，因为粪便长时间存于身体，容易造成排便不畅或者食欲减退，因此孕妈妈应每天喝些白开水或者新鲜的脱脂牛奶来刺激大肠的蠕动。

保持充足的睡眠和适量的运动

孕中期的孕妈妈在睡眠方面应注意睡眠的质量和睡眠的姿势，因为睡眠是减少疲劳最有效的方法。更为关键的是，疲劳减轻之后，孕妈妈的精力会比较充沛，同时便秘的情况也会得到一定程度的缓解。

☆ 孕晚期容易尿失禁

　　孕妈妈在咳嗽、笑、打喷嚏、提重物或慢跑等某些运动时会排出一些尿液，也就是通常所说的压力性尿失禁，这在孕晚期或产后经常出现。尿失禁是一种令人十分尴尬的症状，难以启齿。

尿失禁的原因

　　女性在孕29～32周，因子宫增大，压迫膀胱，易引起尿失禁。盆底肌本来就弱的人更易发病，但大多数女性在产后，随着膀胱所受压迫的消失，便会自然地得到改善。尿失禁从恶化到治疗痊愈可能颇费时间。所以，孕妈妈最好从孕早期就认真做盆底肌运动。同时，孕妈妈要注意，不要让自己的膀胱涨得太满，不要忽略自己想去厕所的感觉。

尿失禁的缓解方法

　　做骨盆底肌肉收缩运动可以增强骨盆底的肌肉力量，从而减轻压力性尿失禁。盆底肌体操非常简单，在许多场合都可以进行：首先臀部肌肉用力，收缩肛门，坚持数到10后，由口缓缓吐气，放松。呼吸一下后，反复进行。10次为一组，1天最少做5组才会有效果。当然这5组不必连续做，可分为数次进行。

第三节

孕妈妈营养餐单

❀

☆ 我需要注意的营养需求

钙：再一次很重要

胎儿的皮肤和生殖器的发育处在重要阶段，孕妈妈体内钙的水平较低，有可能会出现抽筋的现象。可多吃点大豆、牛奶、玉米、胡萝卜、奶酪、鸡蛋、紫菜、虾皮等。尽量选择食补，在补钙的同时，还要多进行户外运动，多晒太阳，才能促进对钙的吸收。

碳水化合物：提供热量并调节脂肪代谢

这个月，胎儿开始在肝脏和皮下储存糖原和脂肪，如果孕妈妈摄入的碳水化合物不足，就易造成蛋白质缺乏或酮症酸中毒。因此，要及时补充足够的碳水化合物，全谷类、薯类中均含有碳水化合物。

DHA：大脑皮层重要组成物质

孕7月，胎儿的大脑和视网膜发育进入第二个高峰期，因此孕妈妈要注意补充DHA（二十二碳六烯酸），再次强调含DHA（二十二碳六烯酸）的食物有金枪鱼、沙丁鱼、鳗鱼、虾、鸡蛋、牛奶、豆腐等，孕妈妈可以根据自己的喜好来选择。

留住鱼中的DHA

吃鱼时，不同的烹调方法会影响对鱼体内不饱和脂肪酸的利用率。想要100%地摄取DHA和EPA，首先烹调方法是生食，其次是蒸、炖、烤。在炸鱼的时候，尽量不要用玉米油及瓜子油，因为此类食用油中含有亚油酸，会妨碍对DHA和EPA的吸收。

鱼类的干制品通常是将鱼剖开在太阳下晒干，虽然长时间与空气和紫外线接触，但损失的DHA和EPA可以忽略不计。烤、炖的做法可保留DHA和EPA含量的80%。

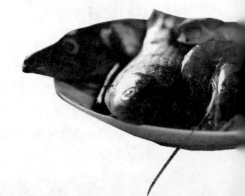

☆ 我的美味孕期餐单

清蒸茶香鲫鱼

原料 鲫鱼1条，绿茶适量，青红椒丝少许。葱丝、姜丝各10克，精盐、白糖各1小匙，酱油1大匙，植物油2大匙。

做法 1.将鲫鱼宰杀，去鳞、去鳃，除去内脏，洗净；绿茶用沸水泡开，捞出沥干，放入鱼腹中。

2.锅中加入清水烧沸，用漏勺托着鲫鱼入锅焯一下，放入盘中，撒上少许精盐、姜丝、葱丝，淋入少许植物油，上屉蒸8分钟至熟，取出。

3.净锅置火上，加入植物油烧至八成热，下入青红椒丝炒香，加入白糖、酱油、少许绿茶汁烧沸，浇在鲫鱼上即可。

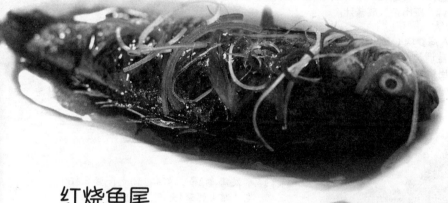

红烧鱼尾

原料 鲤鱼鱼尾1条，青蒜1头，蒜2瓣，黑胡椒1/4小匙，番茄酱1小匙，糖、酱油各1大匙，植物油30克。

做法 1.青蒜切丝，蒜切末，鱼尾洗净备用。

2.锅中倒入油烧热，爆香蒜末，放入调味料煮开，加入鱼尾以中火烧至汤汁收干，盛入盘中，撒上青蒜丝，即可。

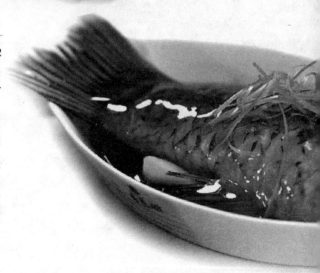

红焖海参

原料　水发海参750克，姜块15克，香菜根、葱段各25克，生蒜1头，甘草片5克，精盐、红豉油各1小匙，料酒、酱油、水淀粉各1大匙，香油2小匙，植物油3大匙，老汤适量。

做法　1.水发海参收拾干净，放入冷水锅内，加入姜块、葱段、精盐、料酒煮几分钟，捞出沥水。

2.锅中加油烧热，加入香菜根、生蒜、酱油、红豉油、甘草片和老汤煮25分钟，捞出杂质成酱汁。

3.加入海参块，转小火焖1小时，再加入精盐调匀，用水淀粉勾芡，淋入香油，出锅装盘即成。

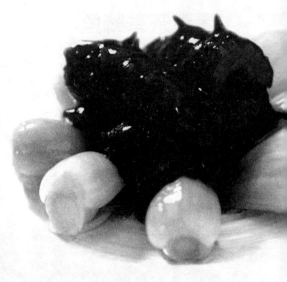

三鲜烩海参

原料　水发海参2条，虾仁250克，蜜豆100克，熟火腿蓉1大匙，姜2片。蚝油1大匙，酱油1小匙，淀粉1小匙，水3大匙，料酒2小匙，清鸡汤1杯，植物油30克。

做法　1.海参去掉肠脏，洗净，氽烫切块；虾仁挑肠，洗净氽烫；蜜豆撕去老筋，洗净。

2.热油2大匙，放入姜片炒香，倒入海参，下调料酒、清鸡汤焖10分钟，加入虾仁、蜜豆、火腿蓉烩3分钟，放入蚝油、酱油、淀粉、水煮滚拌匀即可。

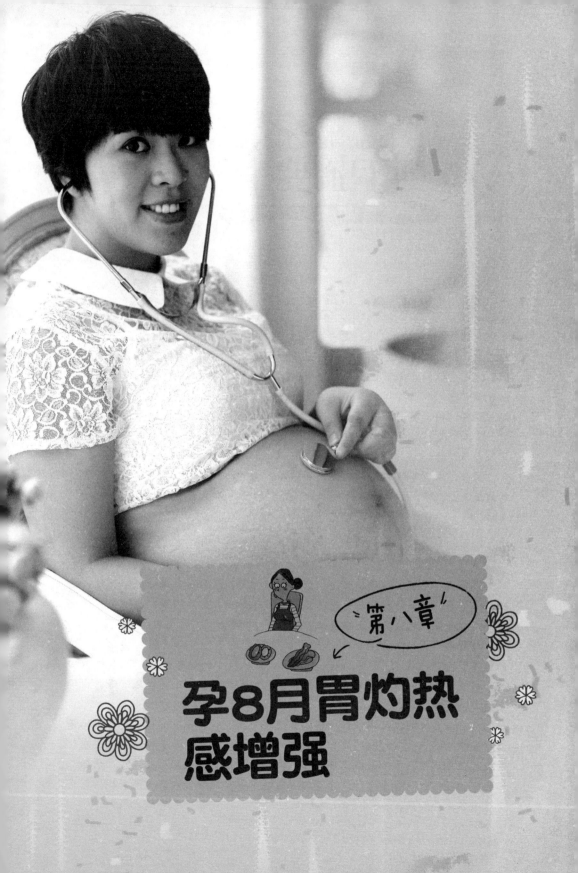

第八章

孕8月胃灼热感增强

Benyue Zhaiyao
本月摘要
每个月的要点总汇

01 孕妈妈要减少心理压力

常常担心胎儿的健康，总是怀疑自己的怀孕症状有没有问题，看到相关的医学介绍，就会有莫名的紧张和害怕，夜晚睡觉时常常有失眠并且多梦的症状。这些症状的产生，主要是因为孕妈妈心理压力过大。还有少部分孕妈妈会出现较严重的产前抑郁症，如情绪低落、食欲缺乏、极度缺乏安全感。当孕妈妈心理不适时，体内的小宝宝也会受到影响。当孕妈妈压力过大和情绪不稳定时，家人的支持就显得格外重要。只要家人多给予一些关心和帮助，就可使孕妈妈心情好转。

另外，准爸爸可以陪同孕妈妈一起去咨询精神科医生，在尽量不使用药物的前提下，让孕妈妈的心情开朗起来，这样胎儿也不至于受到太大的影响。

02 本阶段可能会出现仰卧综合征

孕妈妈在孕晚期常愿意仰卧，但长时间仰卧，很容易出现心慌、气短、出汗、头晕等症状，如将仰卧位改为左侧卧或半卧位，这些现象将会消失，这就是仰卧综合征，也称低血压综合征。

这是由于孕妈妈在仰卧时，增大的子宫压迫下腔静脉及腹主动脉，下腔静脉可完全被压扁长达6～8厘米，血液只能从较小的椎旁静脉、无名静脉回流。回流不畅，回心血量减少，心排出量也就随之减少，于是血压下降并出现上述一系列症状。

仰卧综合征的发生不仅影响孕妈妈生理功能，对胎儿也有危害。心排血量减少，腹主动脉受压引起的子宫动脉压力减小，都直接关系着胎盘血液供应，对胎儿供氧不足，很快就会出现胎心或快或慢或不规律，胎心监测可显示胎心率异常的图形，以及羊水污染、胎儿血有酸中毒变化等宫内窘迫的表现，甚至会带来不幸的后果。

03 注意体重的突然增加

怀孕晚期容易产生饱足感，也容易出现水肿，所以往往不能有效地控制体重。过分的体重增加会导致妊娠高血压综合征。即使产后水肿消失，体重过重仍有可能给产妇带来体型控制等多方面问题。为了防止体重的突然增加，平时要细嚼慢咽，而且最好在晚上八点之前吃晚餐。

04 减少盐和糖的摄取

这期间最危险的就是妊娠高血压综合征。为了预防妊娠高血压综合征，就要减少盐和水分以及糖分的摄取量。要适当改变烹调方法和饮食习惯。如制作沙拉时，最好用柠檬和食醋代替酱油和盐；吃面时，最好不要喝面汤。

05 孕晚期选择宽大舒适的衣服

●不要穿紧绷的裙子

孕晚期不要穿着腰部紧绷的裙子，也不能像平常一样穿着牛仔裤。不要认为这并不要紧，当你勉强拉上拉链，会使整个身体紧绷。怀孕并非普通的发胖，而是腹中的胎儿不断地成长。绝对不要勉强穿着过紧的衣服。压迫腹部，会导致下半身水肿，而更严重的是影响胎儿的发育。

●着装舒适安全第一

清理衣柜时，首先要将化纤面料的服装都清理出来，尤其是内衣。因为怀孕期间，女性的皮肤会变得敏感且易出汗。如果经常接触人造纤维的面料，容易引起皮肤过敏，可能会影响到腹中宝宝的健康。

●暂时收起颜色鲜艳的衣服

为了降低衣服的褪色程度，很多服装会使用偶氮作为固色剂，而偶氮可能通过皮肤接触进入血液，对胎儿产生不良影响。

孕妈妈和胎儿的变化

❀

☆ 你身体可能出现的变化

孕29周

怀孕7个月是容易发生早产的时期，过于激烈的运动是引发早产的原因之一。妊娠高血压综合征也往往开始有征兆。由于身体笨重，孕妈妈走路身体后仰看不到脚下易摔倒，因此，从本周开始孕妈妈要注意动作缓慢些。

孕30周

子宫向后压迫心脏和胃，引起心跳加速、气喘，或者感觉胃胀、缺乏食欲。如果孕妈妈感到子宫收缩、腹痛或发胀，就要赶紧休息。这个时期容易患妊娠高血压综合征，饮食上注意少放盐，睡眠要充足，平时抓紧一切时间休息，以保持充沛的精力。

孕31周

孕妈妈乳晕、外阴的肤色进一步加深，子宫的上升使胃部受压，有时可出现饭后消化不良的感觉。这时，心脏的负担明显加重，除腹部的妊娠纹已经相当明显外，有的人还在面部出现皮肤黑斑或蝴蝶斑。此外，由于孕妈妈睡眠不足，这阶段特别容易疲倦，行动越来越吃力，常感到呼吸困难、胃部不适。

孕32周

此时子宫底已上升到横膈膜处，孕妈妈会感到越发的呼吸困难，喘不上气来，吃下食物后也总是觉得胃里不舒服。不用着急，马上就要熬到头了，情况很快会有所缓解。大约3周后，胎儿的头部将开始下降，进入骨盆，到达子宫颈，这是在为即将到来的分娩做准备。

☆ 胎儿的变化

第29周

胎儿体重已有1 300克，身长约37厘米。胎儿活动比较频繁，应该开始记录下每一次有规律的胎动，有的胎儿会用小手、小脚在你的腹中又踢又打，也有的胎儿相对比较安静，并且胎儿的性格在此时已有所显现。

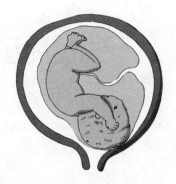

第30周

胎儿体重大约1400克，身长为38厘米，胎儿的皮下脂肪已经初步形成，看上去比原来胖一些了。此时胎儿面部胎毛开始脱落，皮肤深红色，有褶皱；以脑为主的神经系统及肺、胃、肾等脏器的发育近于成熟。但这时，胎儿的呼吸功能、胃肠功能、肝脏功能以及体温调节能力都较差，应避免早产。

第31周

此周胎儿重1 600克左右，身长达40厘米，胎儿生长速度，胎儿主要的器官已初步发育完毕。男胎儿的睾丸还没有降下来，但女胎儿的小阴唇、阴核已清楚的凸起。神经系统进一步完善，胎动变得更加协调而且多样了，不仅会手舞足蹈，还能转身了。这个时期如果胎儿处于臀位不必担心，由于胎儿还不是很大，因此能在羊水中浮游、活跃地转动。

第32周

胎儿的身长42厘米，体重约为1 800克。这周胎儿的眼睛时开时闭，他大概已经能看到子宫里面的景象，现在胎儿周围大约有850毫升的羊水，但随着胎儿的增大，他在子宫里的活动空间越来越小了，胎动也有所减少。由于子宫底压迫胃部，孕妈妈会出现像早孕反应时一样的恶心症状，如果恶心严重不能正常用餐，可以少食多餐。

第二节

孕妈妈孕期知识课堂

☆ 孕晚期的异常情况

每个孕妈妈都希望顺利地走过十月孕期，生个健康聪明的宝宝，但是实际上常常会发生一些意外，给分娩造成困难。特别是孕晚期，更应该小心每一个异常细节，不要让前期计划功亏一篑。

羊水过多或过少

羊水的量必须适度，过多、过少均会出现问题。羊水量超过2 000毫升，称为羊水过多。其中30%～40%的患者是不明原因的，另外一部分则可能是并发有胎儿畸形或者是多胎妊娠，通过B超检查可以进一步明确原因。羊水量少于300毫升，称为羊水过少，发生有过期妊娠或者胎儿畸形，对胎儿影响较大，甚至发生死亡，所以要十分重视。

胎膜早破

胎膜早破后，子宫内部与外界相通，容易导致宫内感染。腹部外伤、宫颈内口松弛、孕晚期粗暴性交、胎膜感染、胎膜发育不良，以及缺乏微量元素锌、铜等都有可能出现胎膜早破现象。一旦发生胎膜早破，应马上住院待产。

胎盘早剥

孕晚期正常位置的胎盘在胎儿娩出前，部分或全部从子宫壁剥离，叫做胎盘早剥。其主要表现为剧烈腹痛、腰酸背痛、子宫变硬，可伴少量阴道出血。剥离面出血过多时，还会出现恶心、呕吐、面色苍白、出汗、血压下降等休克征象。如果不及时处理，会危及母子生命，因此要引起重视。

前置胎盘

前置胎盘最主要的表现是在怀孕晚期或临产时，发生无痛性、反复阴道出血。如果处理不当，将会危及母子生命安全，需格外警惕。

为了预防前置胎盘的发生，孕妈妈应注意充分休息，并保证充足的营养、同时还应坚持产前检查，尽量少去拥挤的场所，避免猛起猛蹲、长时间仰卧等。

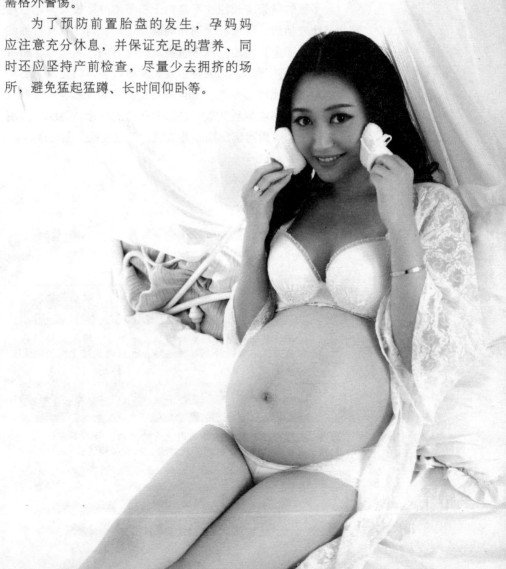

☆ 了解脐带绕颈

胎儿在母体内并不老实，他在空间并不是很大的子宫内翻滚打转，经常活动。每个胎儿的特点不同，有的胎儿动作比较轻柔，有的胎儿动作幅度较大，特别喜爱运动。胎儿在孕妈妈的子宫内活动、游戏时有可能会发生脐带缠绕。

大多数的脐带绕颈往往都是由于脐带本身比较长，而恰巧胎儿又比较活跃，经常有大动作的翻身活动，这样就有可能使脐带绕在脖子上。当胎儿向脐带绕颈的反方向转回来时，脐带缠绕就会解除。当然，如果脐带绕颈圈数较多，胎儿自己运动出来的概率就比较小一些。一旦脐带缠绕较紧，影响脐带血流的通过，从而影响到胎儿氧气和二氧化碳的代谢，使胎儿出现胎心率减慢，严重可能出现胎儿缺氧，甚至使胎儿胎死腹中。

如何避免脐带绕颈

方法	表现
适当饮食	多吃富含营养的食物，避免烟酒及过于辛辣刺激性强的食物，忌生食海鲜、没有熟透及易过敏的食物
适当运动	运动时要选择动作轻柔的项目，如散步、游泳、孕妈妈体操等，不宜选择剧烈的运动，也应避免过于喧闹的运动环境
适当休息	生活要有规律，不要熬夜，不能太贪玩，要避免过于劳累
适当胎教	在进行胎教时要选择曲调优美的乐曲，节奏不宜过强，声音不要过大，时间不能过长，次数必须适当

怎样才知道胎儿是否会脐带绕颈

直到分娩才能知道脐带是否缠绕在胎儿的颈部，所以许多孕妈妈都担心胎儿会遭遇不测或她们需要通过剖宫产分娩。实际上25%的胎儿在母体内都会出现脐带缠绕颈部的情况。脐带很长，而子宫空间又有限，所以随着胎儿不断成长出现此种情况十分正常。

这只是一个关于概率的问题。有时，通过超声波可以得知是否存在此危险，但通常情况下胎儿自己会改变姿势，这种情况在做B超检查和分娩之间也会发生，不过我们却什么也做不了。通常来讲，我们不鼓励孕妈妈试图了解自己的胎儿是否被脐带缠住了颈部。因为脐带绕颈很少会对胎儿产生影响，更重要的是，无论是否会对胎儿产生影响你都无计可施。而且因为胎儿处于不断运动的状态，过一段时间他们很可能就会将自己"解脱"出来。

第三节

孕妈妈营养餐单

❀

☆ 我需要注意的营养需求

锌：助胎儿顺利出生

在孕晚期，锌能维持胎儿的健康发育，并帮助孕妈妈顺利分娩。而胎儿对锌的需求量在孕晚期达到最高。因此，孕妈妈需要多吃一些富含锌元素的食物，如瘦肉、紫菜、牡蛎、鱼类、黄豆、核桃等，尤其是牡蛎，其含锌量非常丰富。

膳食纤维：预防和缓解便秘

孕晚期，逐渐增大的胎儿给孕妈妈带来负担，孕妈妈很容易发生便秘。为了缓解便秘带来的痛苦，孕妈妈应该注意摄取足够量的膳食纤维，以促进肠道蠕动。孕妈妈还应该适当地进行户外运动，并养成每日定时排便的习惯。

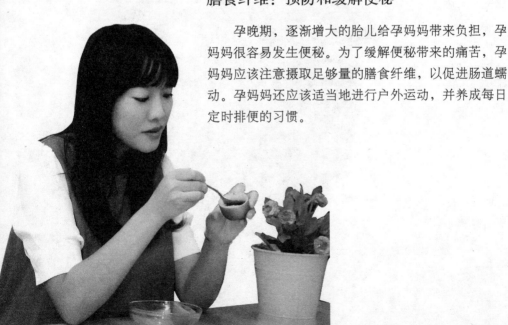

调节饮食减轻水肿

1.进食足量的蛋白质。水肿的孕妈妈，尤其是因为营养不良引起水肿的孕妈妈，每天要保证进食一定量的禽、肉、鱼、虾、蛋、奶等动物性食物和豆类食物。

2.吃足量的蔬菜水果。蔬菜和水果中含有人体必需的多种维生素和微量元素，能提高人体的抵抗力，加速新陈代谢，具有解毒利尿等功效。

3.不吃过咸的食物。水肿的孕妈妈宜吃清淡的食物，要尽量控制盐分的摄入，每天摄取量在6克以下，以防止水肿加重。

4.不吃烟熏或难消化、易胀气的食物。如牛肉干、猪肉脯、鱿鱼丝、油炸的糯米糕、红薯、洋葱、土豆等，以免引起腹胀，加重水肿。

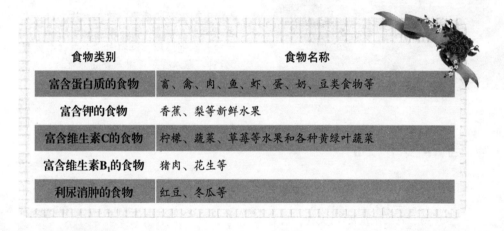

食物类别	食物名称
富含蛋白质的食物	禽、肉、鱼、虾、蛋、奶、豆类食物等
富含钾的食物	香蕉、梨等新鲜水果
富含维生素C的食物	柠檬、蔬菜、草莓等水果和各种黄绿叶蔬菜
富含维生素B_1的食物	猪肉、花生等
利尿消肿的食物	红豆、冬瓜等

适量吃的海洋性食物

人的一生都需要不饱和脂肪酸，怀孕期间尤其如此。不饱和脂肪酸中的Ω−3和DHA有助于胎儿眼睛、大脑、血液和神经系统的发育，整个孕期都需要这些元素，尤其是怀孕的最后3个月，胎儿大脑迅速发育的时候，要多吃鱼类、坚果类食物。

孕期还可以每周吃1～2次海带，海带富含碘、钙、磷、硒等多种矿物质，其中钙含量较高。海带不仅是孕妈妈最理想的补碘食物，还是促进胎儿大脑发育的好食物。

☆ 我的美味孕期餐单

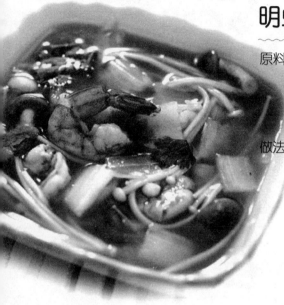

明虾白菜蘑菇汤

原料　明虾200克，白菜中层帮300克，蟹味菇、白玉菇各50克，金针菇80克，香菜、姜片、香油少许，精盐适量，酱油、料酒各1大匙，蘑菇高汤8杯，植物油2大匙。

做法　1.将明虾去头、去壳，挑去虾线，洗净；白菜中层帮洗净，切成块；蟹味菇、白玉菇、金针菇去蒂，洗净备用。

2.锅中加植物油烧热，放入姜片、白菜略炒，再烹入料酒，倒入蘑菇高汤烧沸，然后放入其他原料、调料煮沸，再转中火煮5分钟，撒入香菜，淋入香油即可。

香炸萝卜丸

原料　白萝卜300克，鸡蛋1个，葱末10克，姜末5克，精盐1小匙，酱油、花椒、精盐各1大匙，胡椒粉少许，水淀粉2大匙，植物油1 000克(约耗75克)。

做法　1.白萝卜洗净、去皮，先用礤板插成细丝，再用刀剁碎。

2.然后加入酱油、精盐、胡椒粉、鸡蛋液、葱末、姜末、水淀粉搅匀成馅。

3.将萝卜馅挤成丸子，下入六成热油中炸至浅黄色、熟透，捞出装盘，撒入花椒、精盐上桌即可。

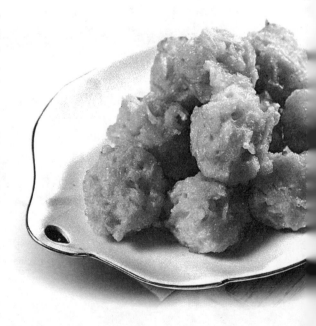

凉拌牛肉

原料　牛肉1 500克，酱油、甜面酱各2小匙，香油1/2小匙，生抽1小匙，红油1小匙，葱花10克，葱50克，姜30克。

做法　1.将葱、姜洗净，葱打结，姜切大片备用。

2.将牛肉洗净，切成大块，放入沸水锅内煮开，撇去净沫，加葱、姜、酱油改用小火焖3小时左右至熟捞出晾凉，横着肉纹切成薄片装盘。

3.将生抽、香油、甜面酱、红油搅拌均匀淋在牛肉上，撒上葱花即可。

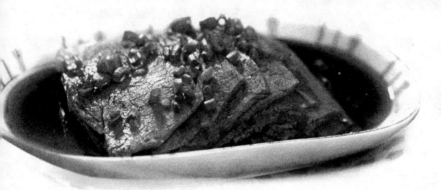

金菇爆肥牛

原料　金针菇200克，肥牛肉片150克，姜丝10克，精盐1/2小匙，料酒、黄油、植物油各1大匙。

做法　1.将金针菇去根，洗净，分成小朵，再放入沸水锅中焯烫一下，捞出沥干；肥牛肉片洗净，放入沸水锅中略焯一下，捞出冲净。

2.炒锅置火上，加入植物油和黄油烧热，先放入姜丝炒出香味。

3.再放入金针菇、肥牛肉片略炒，然后烹入料酒，加入精盐炒匀，即可出锅装盘。

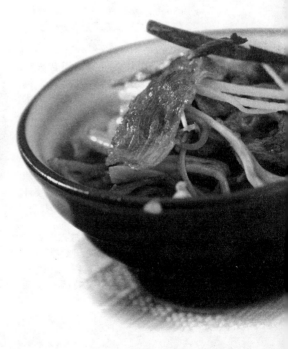

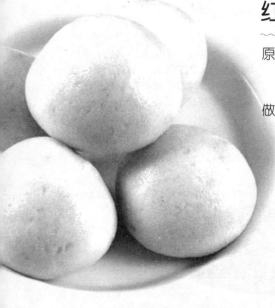

红豆沙包

原料　面粉1 000克，红豆沙馅心600克，鲜酵母少许，糖板油丁100克。

做法　1.将鲜酵母加入温水调成糊状，再倒入面粉中，加入适量温水拌和揉透，静置2小时。

2.将面团搓成条，揪成小剂，再擀成中间厚、边缘薄的圆形面皮。

3.然后加入红豆沙馅心，再放入一小块糖板油丁，合拢收口，制成红豆沙包生坯。

4.将红豆沙包生成坯放入笼中静置20分钟，再用旺火沸水蒸15分钟至熟，即可取出食用。

椰香红豆糕

原料　冰块500克，鲜奶200克，红豆150克，鱼胶粉50克，白糖300克，椰浆、三花淡奶各200克。

做法　1.蒸锅中放入红豆，用武火蒸2小时；鱼胶粉放入碗内，倒入适量冰水，使鱼胶粉吸足水分；待吸足水分且膨胀后，用小匙搅匀，过滤成鱼胶汁。

2.锅中加入清水500克和白糖熬煮至溶化，过滤去掉杂质；晾凉后倒入大碗内，加入鱼胶汁调匀，再用打蛋器搅拌均匀。

3.加冰块拌至融化，放入蒸好的红豆、椰浆、三花淡奶搅匀，再加入鲜奶拌匀，倒入模具中，入冰箱冷藏至凝固；切成菱形小块即可食用。

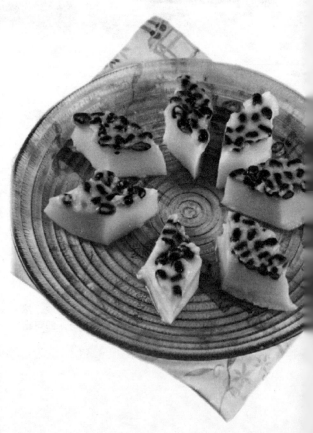

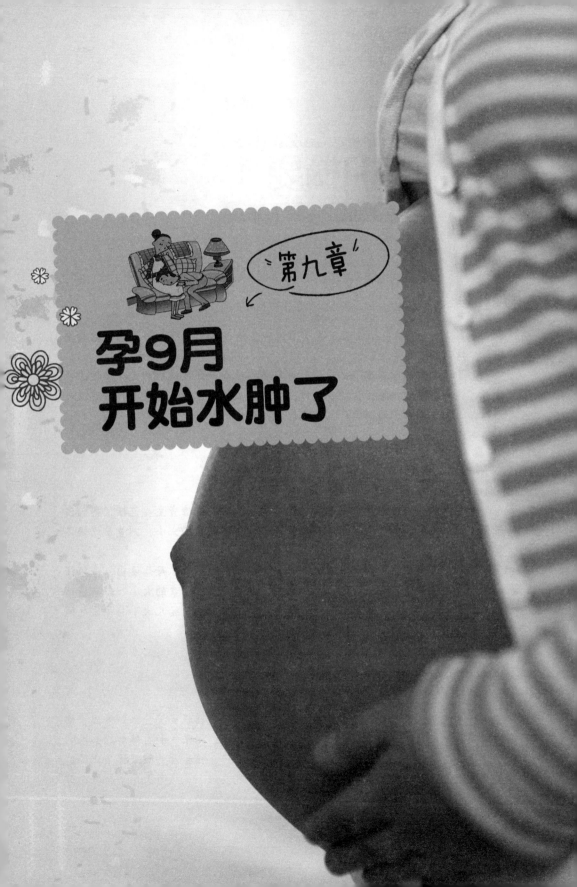

第九章

孕9月
开始水肿了

Benyue Zhaiyao
本月摘要
每 个 月 的 要 点 总 汇

01 本月检查

本月要进行2次孕期检查，除了常规检查外，医生会建议孕妈妈开始着手进行分娩前的准备工作。

为了给分娩出血做准备，要进行血红蛋白检查，还要进行阴道分泌物涂片检查，这是为了对细菌性阴道炎和滴虫性阴道炎进行诊断，如发现异常要及时治疗，或在分娩时采用剖宫产，以免感染新生儿。

02 临产前检查注意事项

一般是越临近分娩，产前检查的次数越多。临产前检查主要包括了解胎位正不正、血压高不高、有无水肿、尿蛋白等；了解骨盆的大小；测量孕妈妈体重等。

产前检查中了解孕妈妈骨盆大小非常重要，因为胎儿从母体娩出，必须经过骨盆，即所谓的"骨产道"，孕妈妈分娩顺利与否和骨盆的大小、形态密切相关。产前检查可以了解孕妈妈骨盆的大小、形态和估算胎儿大小与骨盆之间的比例。

03 禁止性生活

在孕晚期，由于精神上的疲劳和不安以及胎动、睡眠姿势受限制等因素你可能经常会失眠。不必为此烦恼，失眠时看一会书，心平气和自然就能够入睡了。这个时期的你，为预防胎盘早破、感染和早产，性生活是被严格禁止的。仍需继续保护好乳房，每天用温水洗乳头，如乳头短小，应每天用手轻轻向外牵拉。

04 多吃含纤维多的蔬菜

随着腹部的膨大，消化功能继续减退，更加容易引起便秘。应多吃些薯类、海草类及含纤维多的蔬菜。

沉重的身体加重了腿部肌肉的负担，腿会抽筋、疼痛。睡觉前可以按摩腿部或将脚垫高。许多孕妈妈还会腰痛，不必太介意，分娩后会自然痊愈。

05 不要做长途旅行

这个时期的孕妈妈，为了胎儿的安全和自己的安全着想，最好不要长途旅行。上下班尽量不挤公共汽车，不骑自行车，短途者以步行较为安全。

这个时期孕妈妈的身体重心继续后移，下肢静脉血液回流受阻，往往会引起脚肿，所以应避免穿高跟鞋，否则因脚重心不稳摔跤，造成早产，将危及胎儿的生命安全和孕妈妈的健康。

06 准备待产包

物品	用处
入院证件	带好医院就医卡、母子健康手册，便于医生了解孕妈妈情况
照相机、摄像机	给宝宝、新妈妈拍照，摄像留念，注意要确保电量充足
手机	住院无聊时，产后痛苦时，都可以用音乐来缓解
银行卡和现金	两者都需要准备，一定要带好现金，买点儿小东西的时候也方便。如果医院不能用卡支付费用时就更需要现金了，应事先向医院了解清楚支付方式
笔记本、笔	不但可以用来记录阵痛、宫缩时间，还可以写宝宝日记

07 保持产前好心情

　　孕妈妈临产前可能会感到内心十分焦虑紧张，准爸爸面对她喋喋不休的宣泄，不要显出不耐烦的样子，以使孕妈妈的情绪得到抚慰和安定。准爸爸可以用一些幽默诙谐的语言，来调节孕妈妈紧张消极的情绪。当孕妈妈由于子宫收缩肚子感到有些痛时，准爸爸要及时安慰，使孕妈妈分散注意力减轻疼痛感。

　　临产前，孕妈妈要摆脱一切外在因素的干扰，尤其不应该顾虑即将诞生的婴儿性别，亲人也不应该给孕妈妈施加无形的压力，免得给孕妈妈带来沉重的心理负担，使分娩不顺利。如果到了预产期腹中的胎儿还没有动静，孕妈妈也不要着急。因为到了预产期并非就要分娩，滞后几天也都是正常的。

　　孕妈妈在分娩前保持良好的心理状态十分重要，它关系到能否顺利分娩，所以孕妈妈本人和丈夫都要为此作出努力，以一个良好的心态去面对分娩。

注意事项！ 随着宝宝的即将降临，孕妈妈的紧张、烦躁的心情是正常现象，密切关注自己身体的变化，随时做好临产的准备。

08 不要产生盲目的备物心里

　　孕妈妈临产前就应该为宝宝准备东西，但不要盲目备物。有的孕妈妈甚至连孩子出生后以及几岁用的东西都准备出来，今天想起来买这个，明天又赶紧去买那个，弄得整日忙个不停。

　　想着要多一个人了，孕妈妈希望在房间中安排一个舒适的位置。将房间换成新的样式，新的格调，难免要移动一些大件物品。整天想这想那的，甚至在睡觉的时候都睡不踏实，得不到很好的休息。其实大可不必这样做，为新生儿做点必要的准备是应该的，好多事情完全可由丈夫或他人代劳，而且宝宝出生后，亲朋好友也会为孩子赠送一些必需品，所以不必在这方面太劳神。

小贴士！

孕晚期性生活的危害

　　在怀孕最初3个月和最后2个月禁止性生活。在怀孕期间性生活，很容易造成感染、胎儿脑缺氧、影响胎儿大脑发育和智力，以及引起流产等状况。

第一节

孕妈妈和胎儿的变化

❀

☆ 你身体可能出现的变化

孕33周

孕妈妈体重会增加1 300～1 800克，此阶段孕妈妈会感到很疲劳，休息不好，行动更加不便，食欲因胃部不适也有所下降，阴道分泌物增多，排尿次数也增多。因胎儿出生后吃奶的劲很大，容易咬伤妈妈乳头，所以从现在起就要做好准备，平时多按摩乳头，每天要清洗，为以后给宝宝哺乳做准备。

孕34周

不少人偶尔有轻微的子宫收缩感，这不是真正临产前的宫缩，不必在意。这时孕妈妈要注意休息，饮食应少量多餐，禁止性生活以免早产和感染。此时，孕妈妈对分娩的恐惧和身体巨大变化使情绪变得不稳，离分娩只剩下一个月时间了，孕妈妈应保持心态平和，同时要保证充足的睡眠。

孕35周

此时胎儿的头部已降入骨盆，紧压在孕妈妈的子宫颈口，所以要小心活动，避免长期站立。此外还要加大水分的摄入量，因为母体和胎儿都需要大量水分。即使腿脚肿得已经很厉害了，也不要限制喝水，但是手或脸突然肿起来，就一定要咨询医生。

孕36周

孕妈妈此时会觉得腹椎腰酸，骨盆后部附近的肌肉和韧带变得麻木，甚至有一种牵拉式的疼痛，使行动变得更为艰难。怀孕9个月的孕妈妈必须时刻做好分娩准备，当出现产前迹象即可入院，有异常情况时应立即住院。

☆ 胎儿的变化

第33周

胎儿的体重为2 000克左右，身长达到43厘米。全身的皮下脂肪更加丰富，皱纹减少，现在胎动的次数会比原来少，动作也会减弱，现在，胎儿生长发育相当快，除了肺部之外，其他器官的发育都基本上接近尾声，为了活动肺部，胎儿通过吞吐羊水的方法进行呼吸练习。

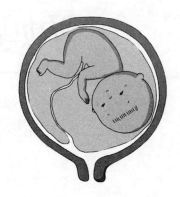

第34周

胎儿体重约2 300克，身长约44厘米。皮下脂肪开始大幅增加，身体开始变得圆润。有的胎儿头部已经开始降入骨盆，且胎儿的生殖器官发育也近成熟。有的胎儿已长出了一头胎发，也有的头发稀少，前者并不意味着将来宝宝头发就一定浓密，后者也不意味着将来宝宝头发就一定稀疏，所以不必太在意。

第35周

胎儿重2 500克左右，身高约45厘米。此时胎儿身体已经转为头位，头部已进入骨盆。这时候应该时刻关注胎儿的位置，胎位是否正常直接关系到你是否能正常分娩。胎儿的头骨现在还很柔软，而且每块骨之间还留有空间，这是为了在分娩时使胎儿的头部能够顺利通过狭窄的产道。但胎儿身体其他部分的骨骼已经变得结实起来，到本周末时，胎儿已没有自由活动的余地。

第36周

现在的胎儿大概2 750克重了，身长达到了46厘米左右。皮下脂肪开始增多，皮下皱褶变少，身体较以前丰润。肤色淡红，生命力明显增强。胎儿此时肺脏和胃肠的功能也都很发达，已具备了呼吸能力，并有啼哭、吮吸和吞咽能力。如胎儿可在宫内吞咽羊水，又能将消化道分泌物及尿排泄在羊水里。因此，胎儿若在这个时期出生，基本具备生存能力了。

第二节

孕妈妈孕期知识课堂

❀

☆ 需要待产入院的情况

一般而言，凡属于高危妊娠者，均应提前入院待产。具体的常见情况如下：

	需要入院的情况
1	胎位不正，如臀位、横位等
2	骨盆过小或畸形，或估算胎儿过大，预计经阴道分娩有困难
3	孕妈妈合并有内科疾病
4	有异常妊娠、分娩史，如早产、死胎、难产等
5	有过腹部手术特别是子宫手术史，如子宫肌瘤剜除术等
6	临产前有过较多阴道流血，或有过头痛、胸闷、晕厥等
7	多胎妊娠
8	年龄小于20岁，或大于35岁的初产妇
9	妊娠高血压综合征，羊水过多或过少
10	胎动异常，或胎儿电子监护有异常反应

当孕妈妈出现有规律的子宫收缩，子宫收缩持续时间达30秒以上，间歇10分钟左右，并逐渐增强，立即入院待产较为适宜。

☆ 以下情况不能忽视

一般临近分娩时会出现各种征兆，但并不是每个孕妈妈分娩时都会出现这些征兆，会因人而异，有许多人就是在没有任何征兆的情况下开始分娩的。通常临近分娩有如下征兆：

分泌物增多

准备分娩时，子宫颈管会变得软化，分泌物也会增多，大多是白色的水性分泌物。

腹部频繁地感觉到张力

为准备分娩，子宫收缩频繁，因此会经常感觉到腹部的张力。如果张力是有规律的，那就是阵痛。

大腿根疼

为便于胎儿通过，左右耻骨的接合处正在慢慢打开。因此，大腿根的部位会有抽筋或疼痛的感觉。

胎动减少

由于胎儿的头部下降到了骨盆里，因此胎动相对减少。也有的胎儿一直到分娩都经常动来动去。

腹部下降

由于胎儿下降到骨盆内，会感觉到下腹部变大，而上腹变空。

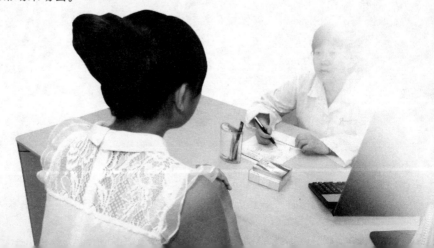

☆留意分娩前的征兆

规律性宫缩

宫缩的特征

	特征
1	子宫的收缩有规律，逐渐加强。宫缩初期大概每隔10分钟宫缩1次，且强度较轻微
2	宫缩强度逐渐加大，宫缩频率加快，每隔3~5分钟宫缩1次，每次宫缩持续时间变长，可持续50~60秒钟
3	大部分出现在腹部下方，但是会扩散到背部下方
4	宫缩会引起腹痛，腹痛一阵紧似一阵，就预示着快临产了。宫缩从不舒服的压力到绷紧、拉扯的痛
5	有少数孕妈妈会出现腰酸症状
6	宫缩发生时通常情况下会见红

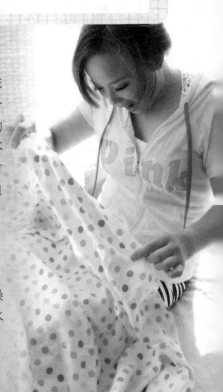

出现宫缩怎么办

走动可能会使腹痛更严重，孕妈妈可以卧床躺着休息。用垫子或椅子做支撑，找一种最适合的姿势减轻疼痛。不要做剧烈运动及使用腹肌的运动，可以做散步这样轻微的活动。如果宫缩不规律或是形成规律但间隔很长，说明离分娩还有一段时间，可以在家休息，等阵痛达到每10分钟1次的时候再入院待产。

见红了怎么办

如果只是出现了淡淡的血丝，量也不多，孕妈妈可以留在家里观察。平时注意不要太过操劳，避免剧烈运动。如果见红后出现阵痛和破水就应该立即在家人的陪同下去医院。

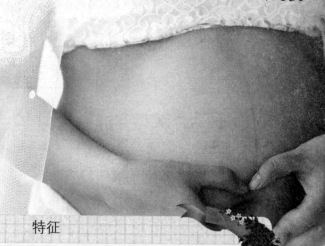

见红的特征

特征
1 见红的颜色一般为茶褐色、粉红色、鲜红色
2 出血量一般比月经的出血量少
3 混合黏液流出，质地黏稠
4 见红大多发生在分娩临近，阵痛发生前24小时出现。但个体是有差异的，也有孕妈妈在分娩1周前或更早就出现见红的情况

破水

破水的特征

特征
1 流出的羊水无色透明，可能含有胎脂等漂浮物
2 感觉到热的液体从阴道流出
3 孕妈妈无意识，不能像控制尿液一样控制羊水流出
4 破水具有持续性

出现破水怎么办

　　不管在什么场合，都应立即平躺，防止羊水流出。破水后，可以垫些护垫，需要干净的内裤和干净的卫生护垫。破水可能导致宫内感染，所以一旦发生破水就应立即去医院。

第三节

孕妈妈营养餐单

❀

☆ 我需要注意的营养需求

淡水鱼促进乳汁分泌

孕妈妈在此时可以多吃一些淡水鱼，淡水鱼有促进乳汁分泌的作用，可以为宝宝准备好营养充足的初乳。常食用的淡水鱼有：鲤鱼、鲫鱼、鳜鱼、鲶鱼等。

为分娩储备能量

恭喜你，马上进入最后1个月的倒计时阶段了！同时提醒你不要由于对新生命的即将来临过于激动而忽略了营养。进入冲刺阶段，你的胃部不适之感会有所减轻，食欲随之增加，因而各种营养的摄取应该不成问题。

孕晚期除保证畜禽肉、鱼肉、蛋、奶等动物性食物摄入外，可多增加一些豆类蛋白质，如豆腐、豆浆，这两种食物包含了大豆的全部营养成分，孕晚期孕妈妈应多食用。

预防感冒小偏方

1	感冒初期喉头痒痛时，立即用浓盐水每隔10分钟漱口及咽喉1次，10余次即可见效
2	萝卜白菜汤：用白菜心250克，白萝卜60克，加水煎好后放红糖10~20克，吃菜饮汤
3	菜根汤：白菜根3片，洗净切片，加大葱根7个，煎汤加白糖趁热服
4	姜蒜茶：大蒜、生姜各15克，切片加水一碗，煎至半碗，饮时加红糖10~20克
5	姜糖饮：生姜片15克，3厘米长的葱白3段，加水50克煮沸，加红糖

预防早产，生活细节要注意

进入孕晚期，早产随时都可能发生，如果孕妈妈出现下腹部反复变软变硬，阴道出血以及早期破水等早产征兆，应马上卧床休息并及时就医。

小贴士！

一旦发现有早产征兆，先放松心情，卧床观察与休息，补充水分，或打电话到医院询问。若有落红及破水现象，应立刻就医。

注意事项	具体方法
避免性生活	保持愉快的心情，孕晚期禁止性生活
全面摄取营养	多喝牛奶、吃动物肝脏等，必要时补充铁、钙等制剂，防止铁、铜等微量元素缺乏而引起早产
避免剧烈运动	少做弯腰等会增加腹部压力的动作
防止便秘	喝蜂蜜水，吃膳食纤维丰富的新鲜蔬菜、水果等，以免排便困难诱发早产

减少盐的摄取量

继续控制食盐的摄取量，以减轻水肿的不适。由于孕妈妈的胃部容纳食物的空间不多，所以不要一次性地大量饮水，以免影响进食。

补气养血很重要

这个时期的孕妈妈需要补气、养血、滋阴，所以营养一定要跟得上。如果营养不足孕妈妈往往会出现贫血、水肿、高血压等并发症；如出现腰酸、小腹坠胀、宫缩频繁，可服桂圆鸡蛋羹；若发生水肿、高血压，应吃些红豆粥、冬瓜汤、鲤鱼汤等少盐、利尿的食物。若血蛋白低，可多吃些蛋黄、猪肝、红豆、油酥、菠菜等含铁量高的食物。

☆ 我的美味孕期餐单

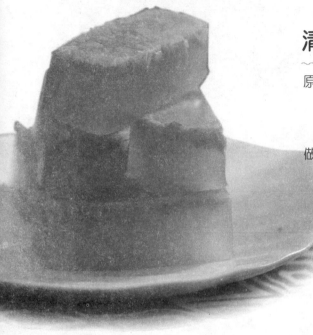

清凉栗子糕

原料　栗子500克，白糖250克，琼脂25克，麻油50克，香精少许，精盐1小匙，胡椒粉2小匙，葱油适量。

做法　1.栗子放入开水锅，煮至熟透捞出，剥去壳皮，用刀平压成泥。

2.琼脂浸泡4小时，加清水1千克，上蒸笼蒸化，加白糖，再蒸5分钟取出，同栗子泥一起加香精搅匀，放在抹有麻油的四个小平盘内，置冰箱冷藏，冻至稍硬时取出，切成5厘米长、2厘米宽的块即成。

栗子饼

原料　面粉、栗子各500克，白糖150克，鸡蛋2个，植物油100克，苏打粉1大匙。

做法　1.先把面粉加入糖、植物油、鸡蛋、苏打粉和成面团制成小圆饼干备用。

2.把栗子煮熟后，再加白糖制成栗子馅。

3.把备好的小饼干上抹5毫米厚的栗子馅夹在中间，沾上蛋液，放入油锅内炸熟后捞出沥油，即成。

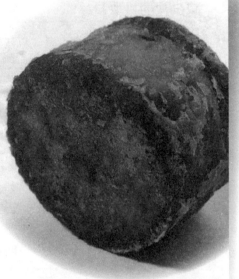

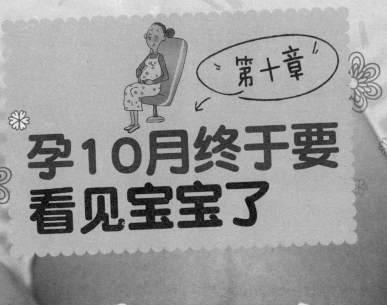

第十章

孕10月终于要看见宝宝了

Benyue Zhaiyao
本月摘要
每 个 月 的 要 点 总 汇

01 补充足够的营养

充足的营养不仅可以供给宝宝生长发育的需要，还可以满足自身子宫和乳房的增大、血容量增多以及其他内脏器官变化所需求的"额外"负担。如果营养不足，所生的婴儿常常比较小，而且孕妈妈自身也容易产生贫血、骨质软化等营养不良症，这些病症会直接影响分娩时的正常的子宫收缩，容易发生难产。因此孕妈妈要补充足够的营养，为顺利分娩做好准备。

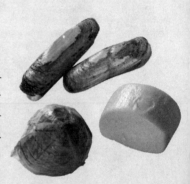

02 减少产前运动

这个时候子宫已过度膨胀，宫腔内压力已较高，子宫口开始渐渐地变短，孕妈妈负担也在加重，如水肿、静脉曲张、心慌、胸闷等。此时，应减少运动量，以休息和散步为主，或者进行一些适合于自然分娩的辅助体操，孕妈妈时刻准备着分娩时刻的到来。

03 消除产前紧张情绪

如果你对分娩感到紧张，可以在家人的陪同下到准备分娩的医院去熟悉环境。在出现分娩信号时，你就可以在家人协助下把入院所需的东西准备好，以免临产时手忙脚乱。平时休息时，做些清闲的事，慢慢地做松弛训练，听听柔和的音乐，看看书或杂志，或者为小婴儿准备些东西。在如此平和的心态下，静静等待孩子的降临。

04 劳逸结合地工作

孕妈妈坚持照常工作，一般不会有什么健康问题。但到孕晚期，要避免上夜班，做长期站立、抬重物及颠簸较大的工作。在工作中，要注意劳逸结合，一旦觉得劳累，便可停下来休息。尽量争取时间睡个午觉。孕妈妈特别容易出汗，所以最好坚持每天用温水洗澡或擦身。还要注意洗浴安全，洗澡时间不宜过长，水温不宜过高，保护好自己和胎儿。由于分泌物增多，孕妈妈每天要更换内裤。

05 合理安排产假

如果孕妈妈是上班族，在漫长的十月孕期里坚持工作，这时也要好好享受一段特别的假期了。但是要提醒孕妈妈，只有处理好产假与工作的关系，事先做好准备，才能让产假无后顾之忧。

●何时开始休产假

何时开始休产假，这在一定程度上取决于孕妈妈自己的意愿，她可以只工作到孕期的36～38周，也有权一直工作到临盆。不过，孕妈妈在孕期休假的时间越长，就意味着产后照顾宝宝的休假时间越短。这时准爸爸一定要和孕妈妈好好商量一下，在充分考虑她的身体状况和工作性质的同时，合理安排产假。

●请产假前的准备

确定要请产假后，孕妈妈要与主管沟通，确定代理人。属于自己负责部分的工作可先详细订一份计划表，告知主管工作进程，做好交接，保持联系。在今后的产假中，可让孕妈妈与代理人通电话，关心一下代理人的工作状态。不要吝惜这点时间与耐心，这对重返职场将有很大的帮助。

第一节

孕妈妈和胎儿的变化

☆ 你身体可能出现的变化

孕37周

随着胎儿的入盆，宫顶位置下移，孕妈妈感到隆起的腹部有些下移了，胃部压迫减轻，饭量有所增加，但下降的子宫压迫了膀胱，会越来越感到尿频。这时期孕妈妈一定要坚持每周一次的产前检查，以便发现异常尽早处理。

孕38周

产期临近，孕妈妈在喜悦、激动的同时，常会对胎儿以及自身的安危产生不可名状的紧张。此时胎儿在孕妈妈子宫中的位置不断下降，孕妈妈会觉得下腹坠胀，不规则的宫缩频率会增加。阴道分泌物会更多，要注意卫生。现在孕妈妈最重要的事情就是要保证足够的睡眠，随时迎接将要来临的分娩。

孕39周

希望宝宝早日降生，又对分娩有些恐惧。现在孕妈妈应该充分休息，适当活动，关注自己的身体变化，若离预产期还很远，却多次出现宫缩般的疼痛或者出血这就是早产的症状，应立刻到医院检查。这个时期，孕妈妈还应去医院接受分娩知识，尤其是坚持自己数胎动，每日3次，每次1小时。

孕40周

受不断膨大的子宫压迫，孕妈妈会感到心悸、气短、胸闷、胃部不适等症状更为明显，尿频、尿不尽感时常有之。孕妈妈此时要做好心理准备去迎接宝宝的出世，要避免做向高处伸手或压迫腹部等对母体不利的动作，一旦出现"宫缩""见红"，为临产之兆，要迅速赶往医院分娩。

☆ 胎儿的变化

第37周

胎儿体重约2 900克，身长47厘米。覆盖胎儿全身的绒毛和在羊水中保护胎儿皮肤的胎脂正在开始脱落。胎儿现在会吞咽这些脱落的物质和其他分泌物了，它们将积聚在胎儿的肠道里，直到出生。这种黑色的混合物叫做胎便，它将成为胎儿出生后的第一团胎便。到本周末，胎儿就足月了。

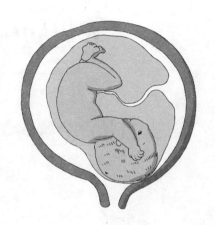

第38周

恭喜你！你的宝宝到现在已经算是足月了——这意味着胎儿现在已经发育完全，为他在子宫外的生活做好了准备。胎儿现在大概重3 000克，从头到脚身长50厘米，胎儿的头部会朝向骨盆内的方向，准备出生，而且孕妈妈的骨盆腔包围着胎儿，会很好地保护胎儿。

第39周

胎儿体重为3 300克，长50厘米。他的抓握已经很有力了，很快你就会在他的小手抓住你的手指时注意到这一点。他的器官已经完全发育，并各就其位。

胎儿的肠道内容物由胎毛、色素等物质混合而成。一般情况下，在分娩过程中被排出，或者出生后几天内变成粪便排泄到胎儿体外。

第40周

大多数的胎儿都将在这一周诞生，但真正能准确地在预产期出生的胎儿只有5%，提前两周或推迟两周都是正常的。如果推迟两周后还没有临产迹象，那就需要采取催产等措施尽快分娩，否则胎儿过熟也会有危险。因为胎儿所处的羊水环境会因身体表面绒毛和胎脂的脱落变得浑浊，呈乳白色，而胎盘的功能也从此逐渐退化，直到胎儿娩出即完成使命。

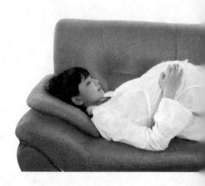

第二节

孕妈妈孕期知识课堂

❀

☆ 自然产分娩时怎样用力

向上用力

分娩姿势有很多种，现在大部分采用的是躺在产床上，向上用力的仰卧位。这种姿势便于监视分娩的进程，紧急的时候方便进行会阴切开术和吸引分娩术等处置方法。子宫口完全打开的时候，就会很自然有种要用力的感觉。用力要领：用力的时候两脚要岔开，下颌要紧收，后背和腰要贴近床，用力的方式和大便的时候差不多。迎合着阵痛的节奏，用腹部的力量，而不是臀部用力。

侧卧位的用力

侧卧位一般的是卧在左侧，子宫不会压迫大静脉，也不会引起母体血压下降，能给胎儿输送足够的营养和氧气。还能让会阴部放松，防止会阴部裂伤，向上用力呼吸都很舒服，也能减轻长时间阵痛带来的疲劳。缺点是胎儿头出来的时候必须支撑起一条腿。

用力方法

1	用力的时候，双手要握紧，两腿岔开。大腿一旦合并，产道就会关闭，这时膝盖应向外侧倾倒
2	不要看着天花板，扬起下巴也不好，要收起下巴。视线要放在肚脐周围。用力时不要闭上眼睛，这样会用不上力气
3	腹部用力的时候，阴道周围也有按压的感觉，类似于排便的感觉
4	在疼痛的时候用力，后背很容易弯曲，这样不容易用上力气。即使很痛，后背和腰也要躺在产床上，不要弯曲

☆ 剖宫产需要做的事

剖宫产是一项重要的助产手术。剖宫产就是剖开腹壁及子宫，取出胎儿。施术及时，不但可挽救母子生命，而且能使孕妈妈保持正常的产后体能和继续繁殖后代的能力。因此，剖宫产最大的优点是在有风险的时候，能够帮助孩子和妈妈都平安。

采血、做心电图、胸透

为了确保手术的安全性，进行剖宫产前要给孕妈妈进行全身性的检查。采血是检查孕妈妈是否贫血；检查肝功能是否正常；确定孕妈妈的血型；是否有其他血液疾病。

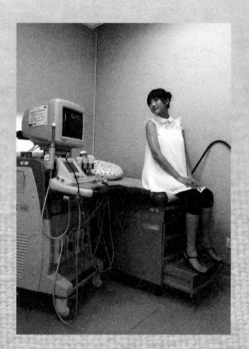

做心电图是为了检查孕妈妈是否患有妊娠合并心脏疾病，临床上这种病的患者并不少见。胸透的辐射对孕早期胎儿是有影响的，但是对孕晚期的胎儿基本没有影响，而且医生会用防辐射的罩子罩住孕妈妈的肚子。

按照医生的说明签手术同意书

剖宫产的名称虽然已为大众熟知，但是在施术以前必须要接受医生的说明，它是在孕妈妈和胎儿有危险时才用，如果有疑虑和不放心的地方务必要请教医生，之后在同意书上签字，根据医院的不同，签字者的人选也会不同，但是大多数签字者应该是本人或丈夫。

术前麻醉

根据孕妈妈情况的不同，医生除了会对孕妈妈采取硬膜外，偶尔应用全身麻醉，麻醉由专门的麻醉医师来进行。

在尿道中插入导尿管

手术前的准备全部完毕后，孕妈妈会被送进手术室。在手术过程中不能去厕所，所以要插入导尿管导尿。

打点滴

打点滴是手术前必需的程序，这样可以避免血糖突然降低导致孕妈妈昏迷。

☆ 自然分娩在什么情况下需要进行侧切

这是不一定的，要以宝宝的重量来决定，如果宝宝大的话，自然分娩的时候可能会出现会阴破裂，有的时候要医生来选择侧切和全切让宝宝顺利地出来。不过不用担心的，会阴破裂大的话医生会将伤口缝合的，以后慢慢会恢复过来，不会影响以后的性生活。孕妈妈可以咨询医生让他根据实际的状况来决定。

☆ 侧切要注意什么

住院前一定要准备几卷宽的卫生纸，加长型卫生巾，再准备一包铺在床上的一次性的成人护理垫，以备手术后住院使用。

侧切后应注意每天清洁伤口，清洁时可稍加点洁尔阴，平时要注意常换卫生纸，保持伤口干燥就可以了。侧切后一般前三天不能坐起来，待拆线后，多数人都可以在家休养，如果恶露还没有排干净，仍应坚持每天用温开水洗外阴两次。

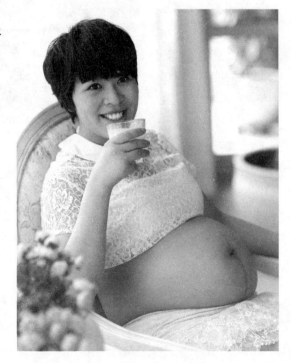

剖宫产前要禁食

如果必须实施剖宫产，手术前要做一系列的检查，以确定能顺利进行手术，保证孕妈妈和胎儿的健康。手术前一天，晚餐要清淡，午夜12点以后不要再进食，以保证肠道清洁，减少术中感染的风险。手术前6~8小时不要喝水，以免麻醉后呕吐，引起倒吸。

可以帮助孕妈妈顺利分娩的食物

孕妈妈要有足够的能量供给，才能保障分娩的顺利进行。以下这些食物，会对分娩有所帮助。

停止服用鱼肝油

本月胎儿已经基本成熟，孕妈妈应该停止服用钙剂和鱼肝油等营养食品，以免加重身体代谢的负担。

食物名称	功效
巧克力	享有"助产大力士"的美誉。在分娩时，巧克力可助孕妈妈一臂之力
红糖水	在第二产程时，孕妈妈会消耗很多能量，而食用红糖水可补充体力
牛奶	孕妈妈在分娩期间喝点牛奶，可补充能量
藕粉	含有大量的淀粉，可在人体内转变为糖，为孕妈妈提供能量
空心菜粥	孕妈妈在临产时食用，可滑胎易产
坚果	如花生、核桃、松子等，富含脂肪和蛋白质，对顺利分娩非常有益

剖宫产前不能吃人参

很多孕妈妈认为在剖宫产之前吃人参可以补元气，增强体质，补充手术所消耗的体能。但是人参中含有人参皂甙，具有强心、刺激等作用。服用后会使孕妈妈的大脑始终处于兴奋状态，影响手术的顺利进行。另外，食用人参后会使手术伤口渗血的时间延长，不利于伤口的愈合。

☆ 我的美味孕期餐单

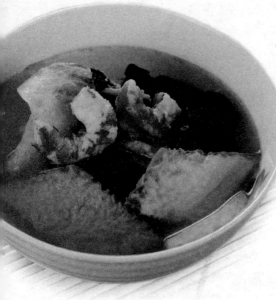

三鲜冬瓜汤

原料 冬瓜200克，虾仁、鱼丸各50克，油菜心2颗，葱花、姜片各5克，精盐1小匙，胡椒粉少许，鲜汤500克。

做法 1.将冬瓜去皮及瓤，洗净，切成厚片；虾仁去沙线，洗净；油菜心洗净。

2.锅置火上，加入鲜汤烧开，先放入冬瓜片、姜片略煮一下，再加入精盐，放入虾仁、鱼丸、油菜心烧沸。

3.撇去浮沫，加入胡椒粉煮至入味，撒上葱花，即可出锅装碗。

冬瓜鲤鱼汤

原料 冬瓜200克、鲤鱼1尾、生姜、绍酒、枸杞、植物油、精盐、胡椒粉各适量。

做法 1.将嫩冬瓜去皮、籽切成丝；鲤鱼处理干净；生姜切丝。

2.锅内烧油，投入鲤鱼，用小火煮透，下入姜丝，攒入绍酒，注入适量清汤，煮至汤质发白。

3.加入冬瓜丝、枸杞，调入精盐、胡椒粉，续煮7分钟即可。

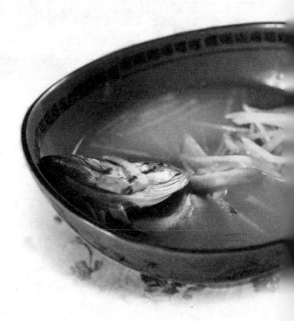